Beautiful Life

Beautiful Life

實證有效！
神奇的老花眼
自癒法

Read Again Without Glasses
丹麥視力訓練大師
獨創的視力自然療法

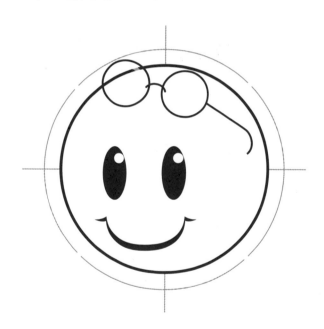

作者 **力歐・安加特** Leo Angart　　譯者 **徐恒功、張瓊嬪**

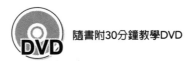

隨書附30分鐘教學DVD

各界推薦

———

　　本書將與你分享配鏡師不會告訴你的事！力歐・安加特是位激勵人心的作家及講師，這三十年以來，我的視力度數不增反減。力歐成功地激勵了我，讓我懂得珍惜眼睛，並天天從事視力訓練，其結果也好的嚇人。正如同我過往的認知——每件事情都真真切切的有個自然的解答！

珍妮・李・葛瑞絲Janey Lee Grace，
《不完美但自然的女人》作者

··

　　本書提供一個契機，讓你得以重拾裸視閱讀的樂趣。起初，我以為這是個超乎想像的念頭，但本書清晰明確地提供了諸多佐證，來支持以上的訴求。它揭穿了許多與視力攸關且誤導眾人信以為真，但卻是似是而非

的論調。

　　隨書附上了 DVD，這是僅次於親身蒞臨工作坊，參與課程的次佳選項。視力訓練的動作非常容易操作，但效果卻很好。書本和 DVD 讓你具備更多對個人特定視力狀態的資訊，以及如何練習才能得到具體成效的實用步驟。

　　只要你能敞開心房，不帶任何批判的立場（也就是，自問要如何不做雷射手術仍然能夠改善視力）來練習，那我可以向你保證，你一定能夠享受視力訓練帶來的好處。

　　我極力將本書推薦給任何人。

安東尼・巴瑞特Anthony Barrett，
Sleepora公司共同創辦人

　　視力訓練是個重要議題，也是一項少數人能夠駕馭的核心能力，有許多重量級科學研究可以作為它的後盾。於此同時，我們社會也飽受「惡視力」肆虐之苦。

　　力歐・安加特從事極為重要且卓越的工作，聲名遠播，他向世人傳播視力訓練的知識和關於眼睛的哲學。為了提高視力，我們其實可以做更多的努力，此一知識

的確具有高度的價值！

　　力歐在書中明確分享了如何恢復視力的方法，即使你已年過四十，隨時需要老花眼鏡，仍然十分受用。伴隨著協助性的影片及書籍，你可以獲得眼睛所需要的清晰度及心理上的激勵感。單單此書就已經對人類是個重大的貢獻，並應該被高度推崇。

安瑪莉・納思勞德Ann-Marie Näslund，
瑞典Naturlig Syn創辦人兼執行長

謝辭

首先，我要感謝威廉 · 貝茲醫師（Dr. William H.
Bates）。他在一九一二年發現了不透過老花眼鏡而能恢
復到正常閱讀的可能性。貝茲醫師是視力訓練的祖師爺，
也是貝茲法的創始人。同時我也要感激亞瑟 · 史凱芬頓
（Arthur Skeffington），他是行為視光學的創辦人。他
得到下述結論──視力訓練的基本觀念是「功能會影響
結構」。

我很感恩全球各地這麼多學員，在工作坊中所提供
的教學相長機會。當你發現練習是有用的，因而開始想
像能夠裸視閱讀更小號的字體時，這真是個十分奇特的
感受！

我也要感謝此時讓你能夠手握本書的工作夥伴們：
依娃 · 史匹得哲（Eva Spitzer），不但提供甚多重要建

議，同時也讓所有人事物各就其位。還有沃福岡‧吉爾森（Wolfgang Gillesen），他經常提出不少深具價值的想法，並和我們分享在此領域諸多的心得。此外，更要感謝凱特琳娜‧派特森（Katrina Patterson）在倫敦籌辦了四十多場的工作坊。書中照片和影片是由攝影獎得主賽莉莉（Lity Sy）所拍攝。特別感謝坎迪斯‧坦坡（Candice Temple）讓此書具有極高的可讀性，補強了我在英文上的不足。還有苟謙‧艾克（Gochen Eke），感謝他的插畫讓整本書幽默生動。

　　還有最後，感謝皇家出版社的編輯及其他作業工作夥伴們，讓此書得以順利問市。

目錄

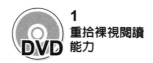

簡介

你會選擇這本書的原因，很可能是你已戴著老花眼鏡了，不然就是被告知你需要老花眼鏡。

我曾戴過二十六年的眼鏡，有近視的，也有老花的。原因並非因為我有老花眼，而是我有五百五十度的近視。這意味著我裸視只能看到十八公分遠的文字。所以我需要一副閱讀用的老花眼鏡，讓眼睛能夠在三十五公分的正常閱讀距離下，把文字看得一清二楚。另外一副眼鏡則用以看遠。

一九九一年，我找到了可以終身拋棄眼鏡的方法，共花了我三個月的時間，從視力表上的最高那行，一路改善到 20/20 那行。從此，我的視力一直維持完美無瑕。因此，我現在所說的，皆屬親身經歷的肺腑之言。

自一九九六年起，我在全球教授視力訓練課程。最

近幾年，我成功開發出一套有效的方法，連不戴眼鏡就什麼都看不到的重度老花眼都能有所改善。

本書是我對老花眼議題所提出的微薄貢獻。關於老花眼有諸多誤解存在，我已涵蓋了一些最近的研究。一言以蔽之，我揭露了不少迷思，而當中最重要的迷思乃是——老花其實與年齡無關！

本書附有 DVD 一片，內含影片詳細之解說及練習的方法。DVD 的圖示會標示於下列章節中：一、四、八、十、十六、十七、十八、十九、二十二、二十三、二十五、二十六、二十九和三十二，顯示在該處有一段影片。光碟也包含了許多 PDF 檔的圖表，於十六、十八、二十五、二十六等章節中出現。還有一段採訪影片涵蓋於 DVD 中。

如果你不確定此際你的視力狀態如何，那你最好能挪出些時間到我的工作坊來。好處是，你會親身了解你最真實的視力狀態，尤有甚者，你會知道從何處下手方得以改善。當然，另一個好處是你能面對面的和我討論，讓我得以傾囊相授。

我希望在那之前，你已做完書中所有的練習，從此重拾裸視閱讀的樂趣！

2

一位視力訓練的先驅
威廉 · 貝茲醫師

　　威廉 · 貝茲醫師是視力訓練的老祖宗,他本身曾經就是老花眼的患者。在自我療癒後,開始研發其獨到的視力訓練法。貝茲醫師在其著作《對不完美的視力所做的裸視療癒》(*The Cure of Imperfect Sight by Treatment without Glasses*)當中提到:

　　老花眼的真相是,「它並非老化的結果」,不但可以預防,甚至可以治療。它也並非水晶體硬化所造成,而是近距離閱讀過度所致。它與年齡無直接關係。雖然有些個案的發生可以追朔到青少年期,然而其他人卻可安然無恙。

　　(一九一九年:第二百一十四頁到第二百一十五頁)

貝茲醫師的重點是，視力問題的發生主要源自於心理的壓力。他的方法是透過「掌療」練習放鬆眼睛，也就是先以雙掌摩擦生熱，再將掌心覆蓋於閉上的雙眼一段時間。他也推薦讓陽光透過閉上的眼皮來爲眼睛灌能。

3

一段療癒老花眼的旅程

　　貝茲醫師曾在雜誌上發表一篇有趣的文章，談及他如何發現療癒老花眼的方法。在《更好的視力》（*Better Eyesight*）這本書中，貝茲醫師提及發生於一九一二年的一個小插曲，那時有個朋友請他讀一封信，讓他倍感尷尬的是，他竟然花了不少時間去找他的老花眼鏡。

　　……既是朋友，他就敢言人所不敢言。在許多意見相左處之一，他用尖酸刻薄、語帶譏諷的口吻說：「你總是教病人擺脫眼鏡，為什麼不先治治你自己？」我永遠不會忘記這番話對我的激勵與鼓舞。我千方百計藉由專注地、死命地、認真地、努力地練習，希望讓自己能夠近距離地閱讀報紙。

　　……我諮詢了催眠專家、電學專家及神經學專家。

一位精神分析權威人士耐心地接受我的諮詢。我盡量言簡意賅地解釋了視網膜鏡診斷近視的方法。

當我雙眼放空，望向遠方時，他檢查我的眼睛，結果是正常的。但是當我試圖看到遠方某個距離的事物時，他卻發現我雙眼聚焦在近距離的閱讀範圍內，也就是近視。當我盯住閱讀範圍內的小字，試圖閱讀它時，他發現我的眼睛聚焦到二十呎以外的距離，甚至更遠。我越是努力閱讀，焦點就偏離越遠。證據已經說話：看遠處事物時會過分疲勞，導致近視；同樣地，看近處事物時過分緊張，就是造成遠視的主因。

跌跌撞撞摸索出來的真理

最終幫助我，或者說唯一鼓勵我成功的人，是一位居住在布魯克林的主教。每天傍晚下班後，我要開約兩小時的車才能到達他的住處。他用視網膜鏡幫我做檢查，我竭盡全力將雙眼聚焦到近點時，他總是不斷鼓勵我，說我做得有多棒。可是幾週或幾個月下來，我並沒有取得任何進步。

但是，有天晚上，我注意到牆上的一幅圖畫，圖上幾處有些顯眼的黑點。看到那些黑點時，我想像它們都

是漆黑的洞穴，有很多人在裡面走來走去。朋友告訴我，此刻我已可將雙眼聚焦到近點，可是我試圖閱讀的時候，雙眼又聚焦回到較遠的距離。

我面前的桌上有一本雜誌，上面有個廣告，用了非常醒目的黑字。我想像它們是一些無蓋的洞穴，有很多人在裡面走來走去。此時，我的主教朋友告訴我，我的眼睛已聚焦在近點上。於是我快速地流覽廣告，終於能夠閱讀它了。然後，我再閱讀報紙，同樣用漆黑的洞來想像，發現自己竟然能夠順利地閱讀了！

我們討論到底是什麼造成這樣的好處，是否為張力的作用還是什麼呢？我再次運用黑洞想像來閱讀報紙，結果失敗了！我根本完全無法閱讀。朋友問我：「你能否回憶起那些黑洞？」我的回答是否定的。他說：「那麼你閉上眼睛回憶吧。」當我再次睜開眼睛時，又能短暫地閱讀了。當我再度試圖回憶黑洞時，卻又再次失敗！

我越是努力地嘗試，就越難成功，我們感到非常困惑。我們廣泛深入地探討，忽然之間不費吹灰之力，我就回憶起黑洞，很明確的幫助我閱讀。我們繼續探討，為何我越是努力，就越是無法記起黑洞的存在？為什麼我未用力看，心裡想其他的事情時，卻能清楚地回憶起

來？這正是問題的所在。我們兩人興頭都很高，而且最後我漸悟到，放鬆時才能回憶起黑洞的存在。

我早已發現了真理，只有在完全放鬆的狀態下，才能獲得良好的記憶；當你有了完美的記憶力或者想像力，視力才能跟著完美。（一九二二年；對原創性的強調）

老花的出現與過度的壓力有關，反而與年齡無關。如果你能釋放壓力與張力，就可以重新獲得近距離閱讀的能力。

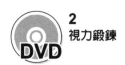

4

何謂老花眼？

2
視力鍛鍊
DVD

　　如果你正戴著老花眼鏡閱讀本書，那你無疑就是老花眼患者。不是你的水晶體已經喪失了彈性，就是眼睛周圍的睫狀肌失去了力量。你被告知這就是老化的徵兆，順道一提，還是無藥可救的，唯一方法就是仰賴老花眼鏡的協助。這真是個令人沮喪的場景。

　　此一理論係由荷姆赫茲（H. Helmholtz，一八五五）和荷蘭眼科醫師丹德斯（Franciscus Donders，一八六四）所提出，且被廣泛接納。荷姆赫茲認為老花是因為水晶體硬化所導致，而丹德斯則認為這是睫狀肌疲弱所導致。

　　有些醫生甚至主張，他們可以透過測量清晰視力的近點距離，也就是你所能看清楚的最近距離，來預測病患的年齡。利用此一邏輯，四十五歲的近點清晰距離就

應該是四十五公分，到了五十歲就減弱到五十公分。

那麼，事實的真相為何呢？好幾項嶄新的研究運用了先進的設備檢測，分別都推翻了荷姆赫茲的水晶體硬化和丹德斯的睫狀肌疲弱理論。

😊 水晶體的硬化

首先，水晶體的成份中大約有百分之六十三由水所構成，受年齡之影響微不足道。一九七三年，費雪（R. F. Fisher）和佩提（B. E. Pettet）得到的結論是：水晶體與年齡之間並無顯著關係，而水晶體的硬化也非造成老花眼的原因。

白內障手術前，外科醫師常用固定音速的超音波，精確預測植入水晶體所需之光學度數。超音波通過水晶體的速度，跟它的彈性係數成正比。此外，超音波通過水晶體的速度也與年齡無關。

一九九三年沙哈爾（R. A. Schachar）等人，在靈長類動物的眼睛上執行了一項老花眼的研究。他們在動物雙眼聚焦時，利用超音波量測其眼睛。得到的結論是：治療時利用調節力來產生小小的位移，以改變水晶體經緯線的變化，其幅度小於一百微米（一百微米相當於一

根頭髮的寬度）。沙哈爾於一九九二年繼續證明，他可透過以繩索晃動一枚擺動的戒指來逆轉老花。

😊 疲弱的肌肉

有關睫狀肌的強度，沙拉丁（J. J. Saladin）和史塔克（L. Stark）於一九七五年研究了此肌肉群的力量，發現其在調節完成之後，仍然會繼續收縮。

塔姆等人（S. Tamm., E. Tamm）在一九九二年得到結論，此肌肉群在超過一百二十歲時才會完全無力。換句話說，它所擁有的強度，甚至超過其所需要放鬆懸吊水晶體的纖維之所需。

費雪於一九八八年宣稱，「睫狀肌承受的代償性肥大就如同調節力的擴大，會隨著年齡而降低。老花眼患者所需要的收縮力量，比年輕人大約多百分之五十。」

另一個因素是，水晶體的厚度每年成長零點零二毫米，而且到八十歲時厚度會變成二十歲的兩倍。所以水晶體的變厚程度相當於調節能力的喪失；另一可能是聚焦並未真正的持續發生在客觀的檢測上。事實上，我們並未真正了解老花眼成因的真相。

5

老花眼鏡對
你的眼睛有什麼影響？

　　大多數人不會去質疑被廣泛接受的假設，那就是配戴眼鏡是處理眼睛問題的最佳方案。只有很少數人願意抽出時間追究配戴眼鏡後的真實情況，以及何以這並非上上之策。

　　視力不是一成不變的。視力時時刻刻都在改變中，多數人都知道這個事實。譬如說，在一整天的電腦工作後，我們的眼睛鐵定會感覺到疲倦。

　　眼鏡的初衷本來就是用以矯正視力的偏誤。從另一個角度來說，水晶體的天職就是將影像聚焦，並精確地投影在視網膜上。然而，眼鏡這項欠缺彈性的工具，其目的是補足屈光不正。眼鏡一旦戴上，某個特定程度的屈光不正，就必須常態性的被維持住，以便讓你能夠透過它而看得到。

由於這已經是個普遍現象，如果你在特定的量測時間下，把鏡片百分之百配足，那將使情況變本加厲。因為在你接受檢查的當下，眼睛必須因應外界的情境來調適。所以，如果你不得不在下班後的晚上去驗光，即便你在光天化日之下仍能輕鬆寫意地到處行走，你的眼睛仍將持續被迫屈就在此一情境之下。可能在你戴上你的第一副眼鏡時，會發現剛剛驗配的度數讓你的眼睛很不舒服。當你抱怨時，標準的答覆經常是：「過幾天你就會習慣了。」

所以這一連串的冒險故事是如何影響你的視力？很明顯的，就在你去檢查眼睛的那個夜晚，你的眼睛必須時時去適應以精確方法補足此一屈光不正的狀態。換句話說，你的視力持續被迫惡化了。

☺ 視光中心點的重要性

鏡片是由玻璃組成，只有一個最清晰的焦點——視光中心點。這意味著，此一中心點直接位於眼睛的正前方，也就是說，當你朝著正前方看時，總是會透過眼鏡的死點來看東西。當你透過鏡片來看東西，並將眼睛轉離中心點時，鏡片就成為稜鏡。

你也許在照相時曾經使用廣角鏡，因而見過影像邊緣被毀壞的效果。眼鏡也會變得有點像相框般的效果，鼓勵你將目光鎖定在某個特定的位置上，以呈現最佳視覺。企圖以驗配度數較高的老花眼鏡來控制偏斜了的雙眼，這將是一場使得視力每況愈下，下場悲慘的矯正。

當你使用鏡片閱讀時，視光中心點也扮演了某種角色。要記住，眼鏡主要是用來矯正看遠的能力。當目光投向地平線時，眼睛會直直地透過眼鏡的視光中心點。然而，當你閱讀時，為了能聚焦在書上，眼睛會向內並向下轉動。除非你配戴特殊用途的老花眼鏡，或是把這個功能融入到鏡片內，每個鏡片的視光中心點將比原來所需分得更開。其結果會讓眼睛更為疲憊，而你閱讀得越多，眼睛傷害就越大。

😊 配戴眼鏡是否會改變眼睛大小呢？

令人驚訝的是，有許多科學證據顯示，讓年輕的靈長類動物配戴眼鏡，的確會影響牠們眼睛的發育。二○○四年在紐約大學執行的一項研究，沃爾曼（J. Wallman）和威瑠爾（J. Winawer）證明配戴負鏡片（一般而言是為了近視而驗配的），事實上是把眼球給拉長

了；換句話說，這會進一步的導致近視的惡化。同理可證，為了老花或遠視所配戴的正鏡片，也是來自同樣的道理。

此一研究可回溯到一九九○年早期，眼球會自然而然的發展成清晰視力的正視化理論。

可想而知，眼鏡使視力惡化的說法，無疑會被視光產業修理到體無完膚。這是個不祥之兆，如同我們都還記得，當年菸草公司是如何忽視抽菸是有害的事實。

☺ 眼鏡惱人之處為何？

配戴眼鏡充其量不過是個妥協之計。所有人都知道，眼鏡從來就不是個讓你擁有清晰視力的妙法良方，只會帶來許多令人困擾的不便之處。單單要記住眼鏡到底忘在哪就足以讓你抓狂。當你從戶外回到室內，由於濕度變化所造成眼鏡的起霧，是多麼的惱人呀！

眼鏡通常在最不適當的時刻弄髒、刮傷或破裂。相反的，視力訓練的手法，則是藉由眼球運動全面去除對眼鏡的依賴。我們的終極目標是自然的清晰視力，絕不妥協，永不退讓。

6

使用電腦和老花眼之關聯性

我們花費許多時間使用電腦，這意味著我們無時無刻不處在電腦螢幕前。

通常眼睛到螢幕的距離是六十公分。而一般老花眼鏡的設計，是讓你能夠在三十到四十公分的最佳距離閱讀。換言之，老花眼鏡設計的目的並非用來看螢幕。進一步來說，當你戴著一般老花眼鏡使用電腦，實際上是在折磨你的眼睛。這會導致視力進一步惡化，而且越來越糟。最後的下場是，你會需要驗配度數更深的眼鏡。如果你非得戴著老花眼鏡使用電腦，這副眼鏡就必須驗配成適合使用於看螢幕的距離。

此處另有一項與視力極為攸關的功能，也就是自然發生的視力落點，在那個位置上完全沒有視覺輸入。例如，夜晚時雙眼會找到一個最自然的落點，從那兒要會

聚或引導你的眼睛，簡直完全不費吹灰之力。

此一會聚落點通常從眼睛之處算起，約五十到八十公分。如果你的落點恰巧落在螢幕上，那就只需要花費一丁點兒的氣力就可看到螢幕。話說回來，當落點在螢幕的前方或後方時，你就必須時時刻刻動用到眼睛的肌肉，用以逼迫雙眼聚焦在螢幕上。

此一現象當然會誘發疲倦、眼睛緊繃甚至導致頭痛。正因如此，螢幕的位置應距離眼睛越遠越好。研究顯示，當螢幕置於距離眼睛一公尺處時，比你使用彩色螢幕所犯的錯誤更少。

這裡做個總結。首先，使用電腦所用的眼鏡應該具有的度數，是讓你能夠在電腦螢幕的距離取得最佳視力，而非用於閱讀書籍所用。其次，位於鏡片中心的聚焦點，應該座落於電腦螢幕的距離，並將視線與螢幕的視角列入考量。這樣的話，你的眼睛就會承受最少的壓力。

通常視光師沒有那麼多閒工夫，小心翼翼地從事所有的檢測。如果鏡片的中心點只偏移了十分之一公分，凸透鏡將變成稜鏡，就會更進一步讓眼睛在讀書看報時感到緊繃。尤有甚者，看螢幕的視角也應該列入考慮。你的清晰區近點會變得較為靠近，就如同你的視角向下

移動。

　　如果電腦螢幕在你視線的正前方，所使用的專用眼鏡應該驗配到當你正眼朝前看時可以得到最佳的視力。換句話說，當你注視螢幕時，鏡片的中心點應該正正的座落於眼前。現成的老花眼鏡僅為閱讀而設計。

　　雙焦或多焦鏡片會迫使你把頭抬高，以方便透過鏡片正確的部位看出去。長時間保持這樣的姿勢，可能會導致肩頸緊繃，甚至疼痛。

7

雙焦眼鏡

　　雙焦眼鏡是兩個鏡片嵌在同一個鏡框內。第一種雙焦鏡片會有一條通過中心點的線，使得看遠和閱讀時有一個明顯的區別。

　　三焦眼鏡則是進一步藉由透過中間那一層鏡片的合作，讓你能夠看清楚中距離的物像。這種鏡片也被稱爲多焦，因爲它在不同的焦聚位置上，並沒有明顯的線條區別。

　　多焦眼鏡是結合了好幾個不同程度的視覺清晰點，以不同的角度嵌在一個鏡片內。

　　多焦鏡片的目的是提供視力一個遠・中・近順暢的轉換，以達到看遠、看近一副搞定的目的。當你正正的朝向目標看時，就能得到最佳矯正度數。在鏡片垂直往下的地方，有一個最佳的視力區間。視光師必須將視

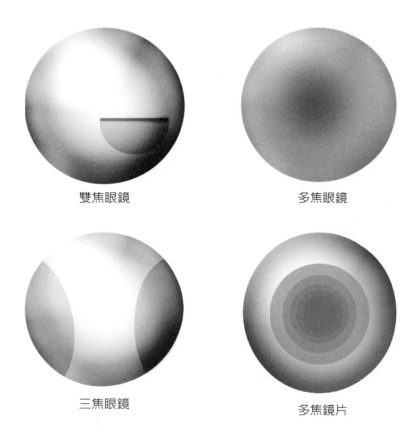

雙焦眼鏡　　　　　　多焦眼鏡

三焦眼鏡　　　　　　多焦鏡片

力區間安置在正確位置，同時這也讓你能夠獲得最佳視力。當鼻子指向任何一個方位時，就是想要看的東西。

　　市場上充斥著五花八門的漸進式多焦鏡片。其差別主要存在於最佳視力的中央視覺區之寬度。有些鏡片是專為使用電腦所設計的，它有比較寬的中間帶。也有一

些隱形眼鏡擁有多環式的變動聚焦功能。時至今日，你甚至可以植入多焦鏡片。切記，如果要植入多焦鏡片，千萬要非常小心，因為一旦植入，之後是無法取出的。至少隱形眼鏡是可以丟棄的。

眼睛要矯正成正常視力，必須藉由一眼配戴單焦鏡片，另一眼配戴多焦鏡片來達成，其目的是為了涵蓋各種可能的視力。因為並非人人皆可取得量身訂做的鏡片，所以廠商經常會提供一個免費的試用期。然而，比較起單焦鏡片，這種多焦鏡片可能會花較多的時間來適應，所以可能會有額外的驗配費用。

雙焦或多焦鏡片有很多令人痛恨之處，尤其是那些已經適應影像扭曲的人。失焦有時讓直線看起來扭曲，而且長期使用後會導致噁心及暈眩。最糟糕的狀況是，多焦鏡片可能會導致滿眼看去全是霧茫茫的結果，一旦摘下眼鏡就什麼都看不見。此外，透過多焦鏡片，視力會被扭曲，然後才能讓你看得清楚，但摘下眼鏡後什麼都看不見。尤其當你的老花度數超過 +250 度時就會有這種情況。

屈光度（D）指的是量測鏡片的折射（光的折射）能力，用來矯正視力。一般鏡片及隱形眼鏡也都是以此

當作量測單位。老花眼鏡是一種正（＋）鏡片，也就是放大鏡片。例如，有鏡片 +0.50 屈光度（50 度），這是非常低的度數，反之，鏡片 +4.0 屈光度（400 度）就很深了。

在配戴多焦鏡片之後，可能必需透過好幾個步驟才能夠逐漸恢復正常視力。

8

去驗個光吧

3
檢測你的老花
閱讀能力

　　在開始視力訓練計畫前，建議你先去驗個光，這樣可以精確知道你目前的視力狀況，以及它會如何呈現在醫師的儀器上。視光師要為你配上多深度數的鏡片，才能到達完美的 20/20，這必須經過兩項檢查。

　　通常，視光師會以儀器取得客觀的眼力讀數。這是一個經過計算得到的平均值，加減半個屈光度的誤差。這部機器檢測的標準視力，是對六公尺遠的物件能有完美而清晰的聚焦。

　　第二項則是主觀性檢查，讓你試戴好幾種鏡片，以選擇最舒適的一種。這個測驗通常是在一個燈光暗淡的房間裡進行。然而問題在於，你的眼睛不斷的適應不同的鏡片。這樣很容易得到一個度數過深的處方。你可能有這個經驗——隔天回來試戴新眼鏡時，卻發現它讓眼

睛刺痛。這副眼鏡已到過度矯正的地步，造成眼睛聚焦太強。

在一天當中，人類視力的改變，可多達兩個屈光度。假如你每幾個小時就量一次視力，將會發現每次的結果不盡相同。

9

面對視光師

　　配鏡時，有些視光師不願降低測量所得的度數。如果你的視光師屬於這類，我的建議是換人做看看！

　　讓視光師先用儀器測量眼睛。順道一提，自動化設備，只能量出初略的估計值。電腦驗光會有半個屈光度的正負誤差（視力表上的一行）。當視光師做完此一測量，他會給你一個一〇〇％足額的矯正度數。通常這個度數會太過清晰，甚至痛到眼睛。你應要求視光師降低0.5 到 1 個屈光度，然後走到街上去試看這個度數。只在眼鏡行或購物中心裡四處看看是不夠的。你必須試試鏡片在陽光下的狀況，並且透過它看看真實的世界長什麼樣子。

　　為了要得到最好的結果，眼鏡的度數，應讓你的遠距視力稍微有點柔和。這大約就是 20/40 的度數。請確

保你的度數，最多只能比足矯少 1 個屈光度；如果超過
1 個屈光度，眼睛很可能會過於緊繃，而使視力訓練的
效果大打折扣！

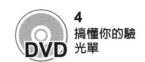
10

瞭解你的度數

對多數人而言，視光師開立的處方，就像天書一般，不知所云！其實，事情比你想像來的輕鬆。首先，左右眼各有一個數值：通常以R代表右眼，L代表左眼。

第一欄指出屈光不正的度數（亦即透露是否有近視及其度數）。此一量測是以屈光度為單位。負號代表近視。譬如說「-2.50D」就表示負 2.5 個屈光度。在一些國家中，這被稱為 250（小數點被省掉了）。如果你是遠視或老花，數值則是「+1.50D」，或正 1.5 屈光度。請注意，兩眼視力通常有視差，一眼好過另一眼。

下一欄指出是否有散光，也是以屈光度和散光所在的軸線為標記。舉例來說：「柱鏡片：-0.5 軸：85」，應該翻譯為：柱矯正（散光）五十度，座落於八十五度軸線上。請注意，散光可以只在一隻眼睛出現。還有，

視力 20/20

日期：			姓名：			TIF：		
		球面弧度 / 屈光度	散光度數	散光軸度	稜鏡	加		鏡片類型
右眼		-2.50	0.50	85°				
左眼		+1.50	-0.50	85°				
隱形眼鏡		基弧	大小	度數	藥水			鏡片類型
色彩		塗料	類型	光學中心	留意事項			
鏡框		款式	尺寸	顏色				

日期：
姓名：
身分證字號：
鏡片：
附註：
小計：
C/L Consult：
總計：
憑單：
訂金：
尾款：

　　兩隻眼睛的度數和軸線，也可能會不同。

　　第三欄通常表示偏斜度（Divergence）。斜視度數，通常是用稜鏡柱來矯正。此數值表達稜鏡（Prism）屈光度，且以希臘「△」這個符號來標示稜鏡柱的涵蓋程度。

　　通常，表格上會有足夠的空間以便視光師註記。有時，他會讓你做近處視力測驗，也可能幫你配雙焦鏡片。另一可能，他會配給你有好幾處不同度數的多焦鏡片。眼鏡行推薦的鏡片及鏡框的材質也時常被紀錄下來。

　　至於那張由檢查視力機器列印出來的紙條上，除了視力外，還有一些重要的數據，可作爲配戴隱形眼鏡的

參考。

　　一旦量測過視力，就可以啓動視力訓練了。你很可能會觀察到頗爲快速的進步。這是你主觀的視力經驗，也是客觀量測的領先指標。實際上，你很有可能閱讀到視力表上四到五行以上的進步，但此時驗光機器對此卻完全無動於衷。驗光機器只能對精確的量測做出反應，不能反應出你能夠看得比之前清楚的事實。

　　請幫自己一個忙，在下次驗光前，認眞執行視力訓練一個月。更進一步的，在這個階段極有可能得降低鏡片的度數。此時，舊眼鏡的度數不再與你眼睛的最新狀況相符，可能反而會讓眼睛不舒服。

11

視力訓練能幫助你
看得更清楚嗎？

　　你的護眼專家很有可能對此功法嗤之以鼻，因為他們根深蒂固的觀念，認為僅靠視力訓練是不可能改善視力的。既然驗光配鏡這個產業是以銷售眼鏡為主，會有此一反應也就不足為奇了。令視光師懊惱的是，眼鏡行和超市都已對老花眼鏡跳樓大拍賣，導致他們的生意一落千丈。

　　坊間最流行的講法是眼睛的調節（或會聚）是無法學習的。然而，你卻可以訓練高爾夫揮杆或網球發球，並期望球藝逐漸精湛。換句話說，訓練這些卓越能力，是一個我們耳熟能詳的觀念。既然如此，眼睛又怎麼能排除於外？畢竟，調節或會聚都與肌肉習習相關。

　　眼睛有個調節區間。這個區間就是我們能夠看清楚的部位。它非常靈動，不斷改變。辛勤工作了一整天，

在你還沒感覺累癱之前，很有可能親身經歷過此一現象，就是你已注意到了視力的表現在晚上比早上差得多。

當我們垂垂老矣，萬事皆易、景物全非是不可避免的。能量與耐力逐漸衰退，我們會需要更多的休息，也得把動作放緩。在四十幾歲時就可以開始感受到眼睛調節能力（也就是視力）的限制。

幸運的是，調節能力是可以被訓練的。這話之所以能夠成立，是因眼睛的聚焦系統正如同身體其他部位，是透過肌肉運作的力量所達成的。肌肉的力量與彈性皆可被改善及訓練。本書就是要教導你如何操作以改善你的視力。

如果以往的生活堪稱平衡，以致看近及望遠的能力並無差別，那你就頗有可能終生都能維持非常好的視力。在鄉下、農莊等類似場所工作的人，經常能維持良好的視力。例如，在南美洲的原始社會以及其他生活重心以打獵爲主的地區，居民通常擁有卓越的視力。

當我們號稱視力爲 20/20 時，這意味著你站在距離視力表六公尺遠的地方，可以看到八百二十七毫米高的字型。這是衡量看遠能力的指標，也稱作視敏度。有時可以藉由除式轉換成小數點來表達，因此完美的視力就

是 1.0。這也可以以公制來表達，完美的視力就應該是 6/6 或一○○％。此處所有的符號指標都表達了同樣的衡量尺度。

多數已經存在的研究，皆環繞在視力相關的議題上。然而，有個專門研究終身「正常」視力的議題。艾略特（D. B. Elliott）等人在一九九五年發現，二十四歲者的正常視力大約在 20/14。當我們年齡漸長時，視力會自然而然的退化，因此在七十五歲時，正常視力會落於 20/19。

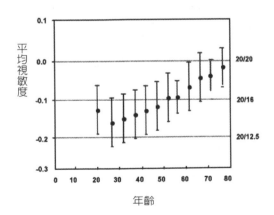

依年齡之正常視敏度
艾略特等人，一九九六年

12

放鬆就能看見

自然的清晰視力，與生俱來，不費吹灰之力；你只要張開眼睛看就可以了。可是，當我們開始對視覺系統施壓時，問題就出現了。隨著我們日漸長大，尤其是上學後，我們就要學習抑制內在發出的訊號。如果一個四歲女孩覺得愛睏，她會不停地揉眼睛，這是她需要休息的訊號。有時一路走來，我們必須學會抑制類似的自然訊號。當我們得看越來越多東西時，就會向已經疲憊的視覺系統施壓。也就是說，眼睛亟需休息時，仍然堅持不停閱讀，打死不退。

長時間閱讀時，眼睛盯在書本上，近點壓力就會不斷加大。研究顯示，即使是很短時間的壓力，也需要好幾小時才能復原，這或許就印證了「近世進士近視」一語。令人憂傷的，博士總是戴著視鏡。

13

視力訓練與老花眼

　　視力訓練背後的理念極為簡單。如上所述，訓練可改善績效。所以視力訓練的焦點是透過一系列明確且特定之訓練，來重建正常的視力。

　　老花眼的第一個麻煩是，清晰區的近點逐漸遠離。沒多久，你就會發覺自己的手臂太短了。我們要努力的是把近點往回拉，以便在距離眼睛十五公分之處清晰閱讀。

　　第二個麻煩是，閱讀小字時日漸困難。這就是你起心動念購買老花眼鏡的原由。因此你得訓練自己重啟閱讀小字的能力。有一個很厲害的視力訓練訣竅能解決此一困擾。

　　第三個麻煩是，隨著時間流逝，為了要能順利閱讀，你對光線的需求日漸增加。這不但和日漸降低的視力有

關，也關係到虹膜的開啟。光源越少，虹膜的開啟就越大，以便有足夠的光源投射到視網膜，讓你能夠看到文字。由於虹膜張大，如果眼睛的聚焦能力（調節幅度）所剩無幾，就會出現模糊的狀態。

　　當我們訓練眼睛時，首先在日光下閱讀較小的字體，然後在逐漸降低光線的環境下訓練閱讀，並訓練眼睛在不同光線下仍能正常使用。如果你能在燭光下讀得到三號字，那在任何光線下閱讀都能游刃有餘了。

14

我的老花眼
是屬於哪種型態？

　　閱讀能力可藉由閱讀一張字體逐漸變小的視力表來檢測。如果能在三十五公分處讀得到四號字體，你就擁有完美的近距離視力了。在老花視力檢查表上，左手邊欄位上的數字顯示著字體逐漸由大變小的過程。

　　請注意，光線的品質對閱讀能力影響甚大。晚間的室內光線會讓視力飄移攀升一至兩行。理想上，你應該能夠在眼前十五到二十公分處，清楚看到 20/20 或四號字體的那一行。這就是正常視力在近點處的活動能力。兒童可在距離眼前五公分處就可辨識字體。

😊 老花檢測

　　你若擁有 20/20 的閱讀能力，應該能夠在陽光普照下的正常閱讀距離（大約三十五公分）處讀得到下一行

的文字。

20/50 （9 號字體） AbCdEfGhIjK135792468

20/40 （8 號字體） AbCdEfGhIjK135792468

20/30 （6 號字體） AbCdEfGhIjK135792468

在大多數情況下，你的閱讀能力應該 OK。但在昏暗的情境下，閱讀則較爲困難。

20/25 （5 號字體） AbCdEfGhIjK135792468

你的閱讀視力不錯，與最佳視力只相差一些些。

20/20 （4 號字體） AbCdEfGhIjK135792468

恭喜，你擁有非常好的近距離閱讀視力！

基本概念是你必須擁有額外的能量或肌耐力，如此這般，即便眼睛十分疲倦，你仍能在舒適的距離順利閱讀。

😊 近點的重要性

一般來說，眼睛的近點應該是十五公分左右，若你的近點比這個距離遠，可能已有老花（需要配戴老花

眼鏡）。無論如何，此時你應進行練習，使近點回復到十五公分或接近十五公分左右。

　　若你閱讀時覺得有困難，但看遠距離的事物依然很清晰，那就表示你有老花眼了。如果眼睛的近點大於二十五公分，就應進行針對老花眼的練習（見第十六章）。

15

量測會聚能力的大小

　　此一量測可以估計你的視覺能力。一個擁有正常視力的十歲孩子，具有二十個視敏度視力，可將其鼻前約五公分處的物像看得一清二楚。視力會隨著年齡慢慢地衰退，大多數是因為我們需索無度的閱讀習慣所造成。雙眼主要是用來看遠方的，但受限於電腦螢幕或工作所使用的儀器，經年累月下來，視覺系統向環境妥協，我們又怎能置身事外？此外，能量和肌力之間的關係也會隨著年齡增長而逐漸消散。

　　當你十八歲時，可以外出徹夜跳舞、整晚狂歡，而不會影響隔天的上學或工作。但隨著年齡漸長，必然會感受到睡眠不足、精神渙散。大約在四十五歲左右，我們開始感受到視覺系統缺乏彈性，視覺能力將衰退約五百度。此時你得將兩手伸得老長才能讀到報紙。如果

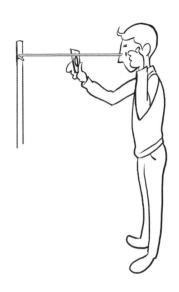

只準備配戴老花眼鏡來矯正，恐怕什麼進步也看不到，你很可悲的接受了這個事實，同時視力也會同步持續退化。

現在來量量你的調節幅度，拿著這本書並盡量靠近眼睛，但仍然要能夠將書的內容讀得一清二楚。以公分為單位，量測眼睛到書本的距離。

將此數字除以一百，你就會得到調節幅度的大小。例如，若能裸視以五十公分為近點處，看清楚書上的文字，那麼你的調節幅度便是：100/50=2.0 屈光度。

我們的終極目的是要能改善調節幅度的大小，也就是說，成功的把清晰區的近點拉近。一般而言，你會希望在眼前建立一個新的清晰區近點，而又不超過十五公分。在第十六章有個小字練習，那個練習可以協助你決定近距離的視敏度。

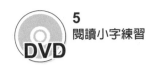

16

閱讀小字練習

　　這個練習要在日光充足，照亮書頁的情況下進行。閱讀以下的文字前，先摘下眼鏡，用掌療讓眼睛休息幾分鐘。接著把書上下顛倒，眼睛快速掃描兩行之間的間距，同時想像背景跟從水面或雪地反射的陽光一樣白，保持良好的深呼吸。就如同閱讀般繼續快速掃描空白的地方。一直看到這頁最後一行，此時把書回正，檢視你能多看多少個字和段落。

　　你沒有必要閱讀以下每個段落，因為每段都是同一篇文章，只是字體大小不一。用五分鐘來做這個練習，或直到你可看到最後一段為止。在一個手臂長的範圍內看以下的文字。你首先會發現文字開始變得清楚，接著是句子，最後整段也會清楚起來。有些人在這個過程十分快速；另外的人，則要練習幾次才能放鬆，讓眼睛調

節。透過這個練習，讓你的眼睛更加靈活。如此，你就可發掘更多的可能性。你會知道視力變清晰後感覺會如何，這實在令人玩味，不是嗎？如果能夠看到如此小的字體，我會有什麼感覺呢？

如果近點視力開始衰退，或邁入所謂老花年紀，則不妨學習我偶遇的那位可敬長者之做法。找出一個非常細小的字樣，每天閱讀個幾次，開始時在充足的陽光下閱讀，然後嘗試用不同的燈光。逐漸把它移近眼睛，直到你能在十五公分或甚至更小的距離內閱讀。你也可以用影印的方法把字體弄小，再如法炮製，繼續練習。這樣你就得以解脫。你不僅不再需要配戴老

花眼鏡，連各種惱人的眼睛毛病也不再出現。老天就是要你擁有自然的清晰眼力！

如果近點視力開始衰退，或邁入所謂老花年紀，則不妨學習我偶遇的那位可敬長者之做法。找出一個非常細小的字樣，每天閱讀個幾次，開始時在充足的陽光下閱讀，然後嘗試用不同的燈光。逐漸把它移近眼睛，直到你能在十五公分或甚至更小的距離內閱讀。你也可以用影印的方法把字體弄小，再如法炮製，繼續練習。這樣你就得以解脫。你不僅不再需要配戴老花眼鏡，連各種惱人的眼睛毛病也不再出現。老天就是要你擁有自然的清晰眼力！

如果近點視力開始衰退，或邁入所謂老花年紀，則不妨學習我偶遇的那位可敬長者之做法。找出一個非常細小的字樣，每天閱讀個幾次，開始時在充足的陽光下閱讀，然後嘗試用不同的燈光。逐漸把它移近眼睛，直到你能在十五公分或甚至更小的距離內閱讀。你也可以用影印的方法把字體弄小，再如法炮製，繼續練習。這樣你就得以解脫。你不僅不再需要配戴老花眼鏡，連各種惱人的眼睛毛病也不再出現。老天就是要你擁有自然的清晰眼力！

如果近點視力開始衰退，或邁入所謂老花年紀，則不妨學習我偶遇的那位可敬長者之做法。找出一個非常細小的字樣，每天閱讀個幾次，開始時在充足的陽光下閱讀，然後嘗試用不同的燈光。逐漸把它移近眼睛，直到你能在十五公分或甚至更小的距離內閱讀。你也可以用影印的方法把字體弄小，再如法炮製，繼續練習。這樣你就得以解脫。你不僅不再需要配戴老花眼鏡，連各種惱人的眼睛毛病也不再出現。老天就是要你擁有自然的清晰眼力！

如果近點視力開始衰退，或邁入所謂老花年紀，則不妨學習
我偶遇的那位可敬長者之做法。找出一個非常細小的字樣，
每天閱讀個幾次，開始時在充足的陽光下閱讀，然後嘗試用
不同的燈光。逐漸把它移近眼睛，直到你能在十五公分或甚
至更小的距離內閱讀。你也可以用影印的方法把字體弄小，
再如法炮製，繼續練習。這樣你就得以解脫。你不僅不再需
要配戴老花眼鏡，連各種惱人的眼睛毛病也不再出現。老天
就是要你擁有自然的清晰眼力！

如果近點視力開始衰退，或邁入所謂老花年紀，則不妨學習我偶遇的
那位可敬長者之做法。找出一個非常細小的字樣，每天閱讀個幾次，
開始時在充足的陽光下閱讀，然後嘗試用不同的燈光。逐漸把它移近
眼睛，直到你能在十五公分或甚至更小的距離內閱讀。你也可以用影
印的方法把字體弄小，再如法炮製，繼續練習。這樣你就得以解脫。
你不僅不再需要配戴老花眼鏡，連各種惱人的眼睛毛病也不再出現。
老天就是要你擁有自然的清晰眼力！

如果近點視力開始衰退，或邁入所謂老花年紀，則不妨學習我偶遇的那位可敬長者
之做法。找出一個非常細小的字樣，每天閱讀個幾次，開始時在充足的陽光下閱讀，
然後嘗試用不同的燈光。逐漸把它移 近眼睛，直到你能在十五公分或甚至更小的距
離內閱讀。你也可以用影印的方法把字體弄小，再如法炮製，繼續練習。這樣你就
得以解脫。你不僅不再需要配戴老花眼鏡，連各種惱人的眼睛毛病也不再出現。老
天就是要你擁有自然的清晰眼力！

如果近點視力開始衰退，或邁入所謂老花年紀，則不妨學習我偶遇的那位可敬長者之做法。找出一個非常細小的字樣，每天閱讀個幾次，開始時在充足的陽光下閱讀，然後嘗試用不同的燈光。逐漸把它移近眼睛，直到你能在十五公分或甚至更小的距離內閱讀。你也可以用影印的方法把字體弄小，再如法炮製，**繼續練習**。這樣你就得以解脫。你不僅不再需要配戴老花眼鏡，連各種惱人的眼睛毛病也不再出現。老天就是要你擁有自然的清晰眼力！

恭喜！如果你在人造光線和天然光線下都能舒適地閱讀這些字，那麼你便有 20/20 的視力。要維持完美的視力，每個月至少要看這麼小的字體幾次，甚至更小。選些你極感興趣的讀物，用影印機把雜誌或文章字體縮到這麼小。接著以正常光線和僅僅一支蠟燭閱讀，然後喝杯葡萄酒嘉獎自己。當你能以超微弱的燈光來閱讀，也就是訓練你的視覺系統在極微弱的光線下舒適的運作。現在找個房間內最暗的角落，再看這篇文章，現在如何？從今天開始，每星期練習一次，你的視力終生都會很好。

→**備註：在光碟裡有練習表可列印出來。**

　　下一步是**檢查兩眼視差**，看看你能否輕易閱讀小字文章。

　　閉上左眼，如果你要移動書本，那就表示兩眼有差別。現在換眼，用右眼看小字。同樣地，若要移動書本就表示兩眼有視差。

　　要平衡雙眼的閱讀距離，閉上近點較近的眼睛。把書本盡量移遠，但眼睛仍要看得清楚。為了鼓勵眼睛好好調節，開始把書本慢慢移近，讓字體逐漸模糊。現在眼睛會開始嘗試些微不同的調節，而且多數都會成功。持續從事這個前後移動書本的練習，直到雙眼可在相同

距離閱讀為止。

最後，你要訓練眼睛在不同的光線環境下閱讀。在光亮的白天，視錐細胞十分活躍，讓你擁有清晰的視力。當光線昏暗時，會比較依賴對光線高度敏感的視桿細胞。因此，你使用的感光細胞會自然地移轉類型，讓你有能力在極暗的環境中看到小字。

此情況一如早先所提及，在月光下查閱電話號碼。透過訓練後，你在昏暗的餐廳裡也能輕鬆閱讀彩色的菜單了。

如果你能在晴朗的白天閱讀以上文章，就開始嘗試在逐步變暗的光線下閱讀。步入房間，看看這會如何改變你的閱讀能力。繼續試試不同的亮度，直到你能夠在燭光下看到小字。

採用倒讀掃描法是摘掉老花眼鏡最重要的練習。這個練習多多益善（理想目標是每天五十回，但每回只要三十秒）。

從小字到大字只要練習一次。其終極目標是取得更多的彈性以便注入你的視覺系統。但要如何取得更多彈性呢？當然，你要多加練習！

永無止盡的練習才是王道，早有許多實證都是成功

的。找出哪些是你已經達成的目標,不經意間,你就可以閱讀到更小的字體,這也能夠激勵你持續百尺竿頭,更進一步。

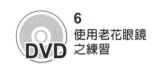

17

將老花眼鏡
當作工具來使喚

我教學時經常有學生說「什麼」都看不清楚。沒了眼鏡，他們連斗大的字也看不清。對於配戴二百五十度或更高度數老花眼鏡的人，更是司空見慣，不足為奇。這剛好也是孕育改配漸近多焦鏡片或隱形眼鏡的契機。眼睛會向眼鏡投降，所以摘掉眼鏡就什麼也看不見。

當什麼都看不清時，絕對是令人沮喪的。還好，對視力惡化到不戴眼鏡就什麼都看不見的人仍有一線曙光。簡單來說，請開始使用現成便宜的老花眼鏡，在超市、藥局、藥妝店就可買到。買一副可以看到十二號字體的老花眼鏡，這是你上路的契機。另外，有兩件事可以同時著手，一是近點拉近，二是小字練習，這兩件事的價值都和配戴老花眼鏡一樣有效。

戴著新配的老花眼鏡從事小字練習，直到能夠閱讀

四號字體為止。當你能夠讀到四號字體時，就表示你的老花眼鏡度數已過深，此時應該再去購買另外一副度數較淺的鏡片。找一副剛好能夠看到十二號字體的鏡片，配戴較淺的新老花眼鏡繼續從事小字體練習，直到你又能看到四號字體為止。

漸漸地掌握自己的步調，透過一副又一副度數漸次降低的鏡片，直到使用一百度的鏡片能讀到四號字體為止，然後就可以開始不使用眼鏡也能看清比較大的字體。不斷的操作此一練習，直到你能夠在良好的日光下讀到最小號的字體。

如果兩眼有視差，那就只對度數較深的那隻眼睛下功夫。如此這般重複操作，直到兩眼可以讀到相同的那行字為止。

18

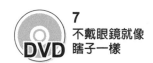

如果你摘下眼鏡
就像瞎子一樣

　　當你的老花眼鏡度數超過三百五十度時，視力可能
會開始改變，直到你摘下眼鏡什麼都看不見為止。漸進
式多焦鏡片也可能產生同樣的效果。我在奧地利維也納
授課時，班上有個學生感到無比的挫折，有時她只有一
隻眼睛看不到小字。當這種情況發生時，就應針對那隻
眼睛來練習。

　　列印一張視力表（可在隨書附的 DVD 中找到），
並依序完成下列工作。要在能將視力表上的文字辨識得
一清二楚的前提下，找到最小號的字體，千萬不要妥協，
文字必須看得非常清楚。你會希望頭腦找到最佳清晰度，
而不能有一絲一毫的模糊空間。

　　1.找出右眼可以看得一清二楚的最小字體。

2.對左眼也如法炮製，如果兩眼有視差，就只針對能讀到較大字號的那隻眼睛從事練習，直到兩眼都能讀到最小的字為止。

3.將視力表上下顛倒。

4.掃描兩行字中間的白色間隙，一路掃瞄到那頁面的底部最後一行。

5.將該頁面轉正。此時應可留意到字體開始變得濃郁，最後變得一清二楚。

6.持續直到雙眼都能看清同一行字，並展現出同樣的清晰度。

7.接下來，持續此一練習，直到能夠讀到視力表的最底部那行。

如果你的老花眼嚴重到必須配戴三百或四百度的老花眼鏡時，那麼閱讀時摘掉眼鏡就什麼都看不到了。這時的作法是，從使用度數較低的舊老花眼鏡著手練習。

選擇一副可以讀到視力表上中間部位以下的老花眼鏡，戴著舊老花眼鏡認真練習，直到能辨識最後一行為止。

最重要的是能夠讓兩眼平衡閱讀到同一行文字。一

旦達到這個境界，下一個步驟就是使用大賣場所販售的老花眼鏡，這些眼鏡經常兩眼有同樣的度數。

持續使用度數漸漸降低的老花眼鏡練習，直到能摘下眼鏡，讀到視力表上的最低那行。

如果需要在開車時配戴眼鏡，就請驗配一副開車專用的老花眼鏡。此時請扔掉你的雙焦及多焦鏡片，否則會讓事情變得更加複雜，因為反正你得另買一副眼鏡。話說回來，大部分的人開車時間不會太長，所以只需要些微的妥協及適應。

一旦能裸視讀到視力表的最低一行，就表示你已經準備好從事「閱讀小字練習」了（見第十六章）。

19

弱視閱讀練習

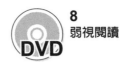

8
弱視閱讀

　　這個練習的目的是開發近點和遠點之間聚焦的靈活性，並且磨利聚焦能力，幫助你順暢地閱讀，不至退化。

1. 找一本大量空白，行距較疏落的書或雜誌，拿在面前時你會覺得字體有點模糊。
2. 把書本上下顛倒，讓你無法閱讀那些文字。
3. 目光在頁邊空白處，溫柔慢慢地遊走幾次，想像你是從腦後看著它。
4. 在頁面上方的角落選定一點，然後，在房間內距離較遠處選定另一點，譬如一盒舒潔面紙。
5. 讓眼睛在書上那點跟面紙盒之間來回遊走。
6. 接著掃視空白行距，從上往下看，就像在閱讀一樣。看到一半時，你會覺得一切都比之前清晰，

但不要勉強看清楚，**繼續看就行了**。

7. 看到最下面時，把書或雜誌顛倒回來，沿著第一行字下方的空白處去看。

8. 現在閉上眼睛，從記憶深處想像你在第一行字下方的空間，來回塗上白色。

9. 張開眼睛，掃描前頭幾行之間的空白處，想像它們就像燦爛陽光下的白雪一樣明亮。重複做幾次，或者眼睛不停閉合。

10. 現在讓視線遊走於各行字上方空白處，但不要試圖閱讀。

11. **轉移視線到別處**，再回到書上。你會覺得黑字更黑，而白色的間距比之前更白，每個字都更醒目了。

每天花十五分鐘做這個練習，往後數週之內，你可以把字體逐漸縮小，直到能輕易閱讀小字。

弱視閱讀練習牽涉到好幾個練習，因此對心智和視學系統皆有很強烈的刺激。如同閱讀小字練習（見第十六章），弱視閱讀練習也仰賴前景與背景的對比。舉

例來說，如果眼睛盯著有花朵圖案的壁紙，你可以挑選一朵花將它放大到前景，同時整體的設計仍然保持在背景。

當我們閱讀時，很自然地會看到前景的黑字，因為這正是我們想要聚焦的目標。當把兩個物像對調時，可以讓心思得以解脫來做其他的事情，並讓我們經歷到一段非常放鬆的視覺經驗。這讓我們得到能將物件看得更清楚的能力。

20

當兩眼視差很大時

　　為能消除視差，必須從視力較差的那隻眼睛著手，也就是必須保持相當遠的距離，才能閱讀得到的那隻眼。

　　兩眼產生閱讀距離不同，通常會造成眼睛疲勞或頭痛，因此消除兩眼視差就變得非常重要了。

　　我在澳洲雪梨有位學員，對於終於發現為何每次閱讀時他都很疲倦一事，感到非常感激。經過練習後，其老花眼視差得以平衡，既使閱讀時間甚久，疲倦與頭痛的問題也都消失了。

21

如何檢視你的
近距離閱讀能力

1. 隨意拿起一份文件，讓你得以裸視閱讀。（例如：視力表）

2. 緩慢移動文件，盡量靠近眼睛，但要維持雙眼具有清晰的視力。

3. 閉上左眼，如果需要移動書頁才能看清楚的話，那麼你的眼睛就有視差了。

4. 閉上右眼如法炮製，找出你得在多近的距離下，仍然可以看得一清二楚。

5. 你可能會發現兩隻眼睛有很大的視差。若真是如此，就需要較大的字體，如同視力表一般，訓練眼睛以便可以閱讀越來越小的字體。

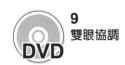

22

雙眼協調與閱讀

　　為了讓雙眼協調運作，在我們生命的前幾個月就已經發展成熟了。當你用雙眼向前方目標注視時，這就是輻輳（vergence），或稱三角測量。當你把近點推遠時，輻輳是不會改變的。然而，有時聚焦點會慢慢飄移開而對不準。這是一個非常遲緩的變化，讓你幾乎感覺不到它的存在。

　　不管聚焦點在注視標的物的前方或後方，你的眼睛都應能直視。你將看到些許的重影，所以會產生模糊的影像，因而被誤認為近視。在最極端的情況下，你的一隻眼睛甚至可能會被大腦暫時關閉。

　　當兩眼具有相同視覺能力時，就擁有最好的聚焦能力。即使有些微差別，你的視覺系統也會產生壓力。在某些雷射手術下，醫師會將病患的一隻眼睛調整為具有

很好的閱讀視力，另一隻眼睛則會正確的驗配成適合開車和看遠時使用，這就是所謂的正常視力。但有些人無法適應。

😊 如何檢測雙眼的會聚力

雙眼會聚力功能很容易就能檢查和矯正。拿一條約一點二五公尺長的繩子，也就是雙手向兩側平舉，與肩同高。這大約是從左手通過胸前到右手的距離。將一端綁在椅背或門把上，準備一個迴紋針或一顆串珠，可以輕鬆地沿著繩子上下移動。

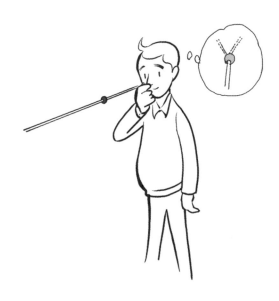

1.將繩子另一端放在鼻尖處，把繩子拉直。

2.把迴紋針放在繩子上某一點。

3.當你盯著迴紋針時，應該會看到兩條虛線交叉，穿過迴紋針。如果交叉點在迴紋針之前，那就表示你雙眼的會聚力能力不足；如果交叉點在迴紋針之後，則表示雙眼過度聚焦，眼睛指向太遠之處。如果你只能看到一條繩子，表示其中一隻眼睛出現圖像抑制情況，大腦只接受一個圖像的訊息，且會阻礙另一眼，這表示你只用了一隻眼睛。以上任何一種偏離現象都會造成視力模糊。

在某些情況下，眼外肌的張力太大，不讓眼球向內移動。如果是這樣的話，你可以進行如下訓練——先把手伸直，注視著指尖，再讓手指移動到碰觸鼻尖為止。當注視很近的物體時，雙眼會朝鼻尖向內聚。

😊 如何調整雙眼的會聚力

調整聚焦點，十分容易。把迴紋針前後移動，直到位於 X 形的中心交叉點。有人可能看到 V 字形，有人則會看到 A 字形，還有人更會看到 Y 字形。看到哪個字母

都 OK，只要聚焦點落於迴紋針的位置就好。

如果迴紋針處於聚焦點上，把它前後移動，同時雙眼繼續注視著迴紋針。當你慢慢移動迴紋針時，大腦會開始調節雙眼，讓焦點集中到你想看到的東西上。這是一個重新校準的過程，使大腦自動調整，達到良好的聚焦功能。

大腦需要的僅僅是個參考架構資訊，讓它自動為你調整。每天只需練習十次左右，每次幾分鐘，直到你能輕鬆地將 X 形的交叉點聚焦到繩子上的任何位置，就可以了！讓視線移往別處，再移回來，如果交叉點仍然穿過迴紋針，那你就完成此一練習，並擁有良好的會聚能力。我的經驗與此研究吻合。這種調整，改善迅速，效果顯著。有研究指出，其效度高於八十五％。

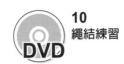

23

繩結練習

　　此練習係設計給意圖培養完美會聚力的人。拿一條兩公尺長的繩子，每隔十公分打個結。爲了讓繩結更醒目，可在結上塗色。

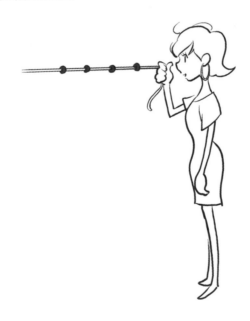

或者，你也可以在繩子上穿上有顏色的珠珠、塑膠戒子、或者夾上彩色的迴紋針代替。

　　實施此練習，要把繩子的一端固定在門把或椅背上，另一端放到鼻尖處。將繩子拉直，從頭到尾看一次繩子，每次視線落在繩結上，你應該看到 X 形的交叉點。將注意力從一個結移動到下一個結，同時注意交叉點的跳動。然後換個方式，每次隔兩、三個繩結來看，你也可將視線移往別處，再看回來，立即找出交叉點的位置。嘗試從上下左右全方位，找出交叉點。每天訓練五次，直到你可不費吹灰之力地，培養出完美的會聚力爲止。

24

會聚力與閱讀

　　我經常遇到雙眼會聚力有困難，而需配戴老花眼鏡的患者。他們基於某些原因，雙眼不易向內轉動，眼外肌持續繃緊。這也許是媽媽們總是教他們不要「鬥雞眼」。事實上，正確地閱讀時，你的雙眼必須向內轉動（聚合）幾度，要不然你的近點會偏移得越來越遠，開始出現老花的徵兆。

　　雙眼會聚力問題，可用光學原理的三角稜鏡柱來矯正，稜鏡可將光線折射到稜鏡基底，因而可矯正偏光。稜鏡治療的缺點是會很快的讓近視加深，而且稜鏡能夠補償和矯正視力偏離的效果有限。稜鏡通常用於治療斜視，但稜鏡未能釜底抽薪，解決會聚力偏差問題。

25

圓圈練習

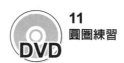
這個練習可訓練你中央眼肌與聚焦肌肉的合作。

通常內斜肌肉鬆弛時，你會自動過分聚焦，閱讀時近點會被推到書頁以外，因而有機會導致老花和散光。

把這頁放好，讓圓圈靠近你的眼睛。左圈和右圈會同時浮起，在中間形成一個三度空間影像。現在，內圈

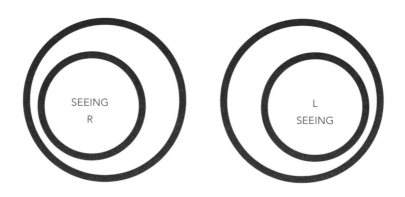

→備註：在光碟裡有練習表可列印出來。

浮於外圈之上，猶如一個多層蛋糕。「SEEING」一字，浮於最上方。你會看到兩個字，一個在上，一個在下。

　　當你看到「R」和「L」，就表示雙眼融像不盡理想。完美的定位是見到「SEEING」排成兩行，最完美的定位是一行整齊地排在另一行上，而不會看到「R」和「L」。保持這個影像，慢慢把書移開，直到一臂之遙。你應該可以維持此一融像效果，影像在十五公分至一臂之遙的距離都能完美聚焦。接著移開視線，然後重新再看，你應可即時看到融合的影像。每次練習幾分鐘，時常練習，直到你能很頻繁地看到影像。若感到眼部肌肉開始酸痛，便應停止。這個重點在於開發肌肉彈性，所以別太用力！

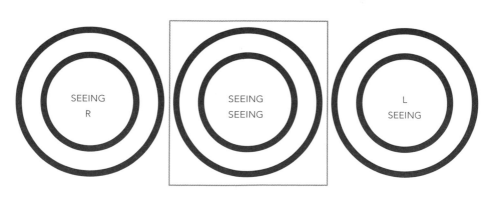

這是你應該看到的景象。

把圖放在你習慣的閱讀距離，開始慢慢地順時鐘方向轉動。逐漸地，圓圈越轉越大。再以逆時鐘方向重複一次，就可訓練眼睛整頁的融像能力了。

　　最後，你應可從近處到一臂之遙，都看得到完美的融合影像。同時在移開視線後，再看一次仍可瞬間看到完美融像。若能達到此一境界，你就可以停止圓圈練習了。

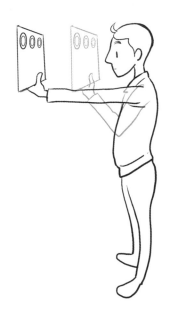

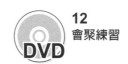

26

結合會聚與視敏度

雷‧加利略視光博士兼眼科醫師（Ray Gottleib, O.D., Ph.D.），是視力訓練的一位先驅者，他在視力檢測時結合了會聚練習。加利略在一九七○年晚期從事這項工作，幫助了無數人改善了閱讀能力。這是更進一步的證據，說明了老花並非不可預防的。

😊 練習一：以兩個黑點練習

1. 將圖表放在一臂之遙。

2. 將食指放在圖表和你之間，盯著你的指尖。

3. 在背景後方會看到一段文字，內縮到其他兩段的後方。這將會產生一個 3D 影像。

4. 放鬆，深呼吸一口，然後開始閱讀文字。你將會注意到，當頭腦調整眼睛的會聚時，它會變得比

較清晰。此一練習可能讓你很累，所以只能偶一
為之，直到你的視覺系統不再感覺那麼緊繃為止。
把它當作遊戲而非練習。

5.當影像能夠在一臂之遙還能被看得清晰時，慢慢
移動你的手指，並且緩慢前後移動圖表，直到你
能夠非常接近且能夠看得一清二楚為止。將你現

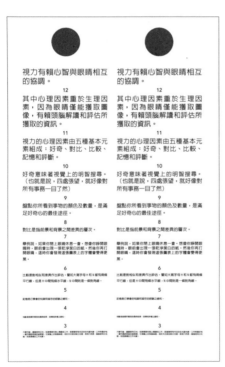

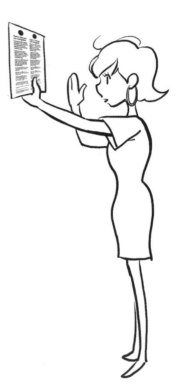

→備註：在光碟裡有練習表可列印出來。

這是你應該看到的景象。

視力有賴心智與眼睛相互的協調。

12

其中心理因素重於生理因素，因為眼睛僅能獲取圖像，有賴頭腦解讀和評估所獲取的資訊。

11

視力的心理因素由五種基本元素組成：好奇、對比、比較、記憶和評斷。

10

好奇意味著視覺上的明智搜尋。（也就是說，四處張望，就好像對所有事務一目了然）

9

盤點你所看到事物的顏色及數量，是滿足好奇心的最佳途徑。

8

對比是指前景和背景之間差異的層次。

舉例說，如果你閉上眼睛休息一會。想像你睜開眼睛時，眼前會出現一張乾淨潔白的紙。然後再打開眼睛，這時你會發現這張圖表上的字體會變得更黑。

6

比較是對相似和差異作出評估，譬如大寫字母 H 和 N 都有兩條平行線，但是 H 中間有條水平線，N 中間則是一條對角線。

5

記憶是已學會的知識和留存的經驗之總和。

4

判斷是銜接所看到的東西和結果，並精如評價之總和。

3

只要可能，盡量使用記憶。如果需要在瞬上閱讀的工作，並需要好有光的的光線來閱讀，工作前最好行一番可能的瞬目的連準備。先做幾上分樂練線轉，做好可視加瞬目的光線，就得力充足，盡量使用目光線。我意義權的工作分樂。

在能夠輕鬆閱讀的文字段落的數字紀錄下來。

 ## 練習二：以四個黑點練習

1. 把圖表放在非常靠近自己的位置，盯著四個點的正中央。
2. 放鬆，你會看到一個以 3D影像呈現的第五個欄位向著你漂浮過來。
3. 準備將圖表前後移動，逐漸將它移到一臂之遙。如果影像消失了，就回到你可以看到 3D影像處，

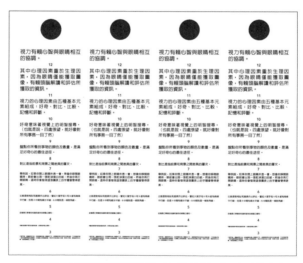

→備註：在光碟裡有練習表（會聚練習二）可列印出來。

這是你應該看到的景象。

視力有賴心智與眼睛相互
的協調。
12
其中心理因素重於生理因
素，因為眼睛僅能獲取圖
像，有賴頭腦解讀和評估所
獲取的資訊。
11
視力的心理因素由五種基本元
素組成：好奇、對比、比較、
記憶和評斷。
10
好奇意味著視覺上的明智搜尋。
（也就是說，四處張望，就好像對
所有事務一目了然）
9
盤點你所看到事物的顏色及數量，是滿
足好奇的最佳途徑。
8
對比是指前景和背景之間差異的層次。
7
舉例說，如果你閉上眼睛水是一會，想像你睜開眼
睛時，週圍會出現一張紅辣椒似的白紙，然後你再打
開眼睛，這時你會發現這張圖畫上的字體會變得更黑
更。
6
比較意味相似和不同進行比較，譬如大寫字母Y和R看到兩者
平行線，但是小寫辣椒和水平線，另可辨認是一條斜線。
5
記憶是辨識曾經看過的影像。
4
（看不到字像看過的東西很難記得起來。）
3

同時每次些許的緩慢來回移動，直到你到達一臂之遙為止。

4.盡可能朝著下方練習。將你現在能夠輕鬆閱讀之文字段落的數字紀錄下來。

這個練習有可能讓你非常疲倦，所以慢慢地做。每次的練習時間要很短暫，直到你的視覺系統建立好強壯的調節能力。

27

最適合閱讀的
光線爲何？

　　當然，日光超越所有的光線，排名第一！因爲它包含了各種顏色的光譜，但是日光並非隨時都有。所以眞正的問題是：哪種人工光源最爲理想？

　　爲了工業目的，日光可以被很多種人工方法複製。這包含了寬頻日光燈、七磷寬頻螢光燈、鎢絲燈、鹵素燈等等。只要肯花錢，這些燈光技術可以重現有各種顏色的光譜，就跟陽光一般。能量包含了光源，因而有能力讓我們把顏色看得非常精準。所以選擇光源是非常重要的事，因此複製的人工光源越接近日光越好。

　　有三種標準可以衡量日光：D55 像正中午的日光，D65 是一般最普通的陽光，而 D75 是標準的北方天空藍。這三種特殊的標準都有很相似的光譜特色。

28

何謂色溫？

　　色溫是衡量特定光源色調的量測指數。英國物理學家威廉・凱爾文（William Kelvin）從事了一項實驗，他將一塊碳加熱，在熱源中，當溫度升高時就閃著一系列不同的顏色。首先會產生一抹暗紅色，當溫度提高時，則會變成明亮的黃色。最終，在極高的溫度下，它會變成明亮的藍白光。之後，為表彰他的貢獻，色溫的量測單位就以他的姓氏凱爾文（K）來命名。

　　較低的色溫含有較多的紅色，所以感覺比較暖，而較高的色溫含有較多的藍色，所以感覺比較冷。一抹的光就相當於一千七百到一千八百 K。燭光的色溫是一千八百五十到一千九百三十 K，標準電燈泡含有相當高的黃光，其色溫約為二千七百 K。日熾燈泡含有較多的藍光，約為六千至六千五百 K。直接的陽光擁有色溫

五千至五千四百 K。在晴朗氣候下，日光會顯得更藍，其色溫約在八千到一萬 K。

色溫被廣爲知曉，乃因其在彩色膠卷上的應用。爲了要在室內仍能享有貌似自然的光線，應該選擇使用戶外專用五千五百 K 的膠卷來拍攝照片，或使用室內專用三千二百 K 色溫的膠卷。如果你使用三千二百 K 室內專用膠卷到室外攝影，會導致影像太藍。反之，如果使用五千五百 K 室外膠卷到室內攝影，將導致影像太黃。

色溫也會隨著氣候而改變。在陰天或下雨天拍照，就需要使用暖色濾鏡來讓照片看起來較爲自然。

演色性指數

演色性指數（CRI）是指在某個特定的光源下，用來衡量顏色有多精確的數值。演色性被以一到一百來衡量。光線的顏色如果只有一種的話，被評分爲一，而自然光線的演色性就被評分爲一百。例如，標準的日光燈管只能提供中等顏色，其演色性大約爲七十五。爲了要能夠更接近陽光，特殊的發光二極燈管（Light-emitting diode, LED）便因應而生，它可以變暗，也可以將色溫從黃色（二千五百 K）調整到藍色（六千五百 K）。如

N55色溫指數99的日光色譜

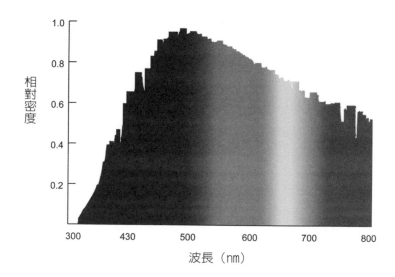

相對密度 / 波長（nm）

色溫指數70的標準日光燈色譜

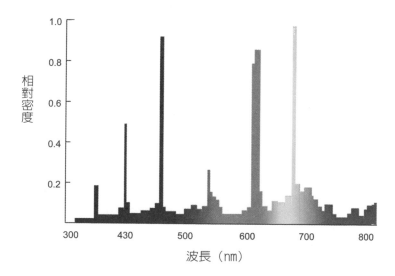

相對密度 / 波長（nm）

果想要設計出擁有 CRI 96，甚至 99 完全接近自然陽光的 LED 燈源，的確是可能的。

😊 我們如何認知白色

色溫和週遭光源的密度會決定我們如何認知色彩。在晴空萬里下的光源，可量測出一萬三千呎燭光（一燭光的定義是一支蠟燭的光源可達一呎之遠）和五千 K 的色溫。在這樣的光源下，我們能夠感知到純白。而在陰天時，光源可測量到三千二百呎燭光和六千六百五十 K 的色溫。當我們進到室內或在夜晚時，虹膜大開，此時更多對於光線敏感的視柱細胞就開始上工。既然視柱細胞對藍光極為敏感，我們就會將光源看得更藍，即使色溫四千七百 K 也將呈現白色。

當你造訪博物館時，其亮度會更進一步的降低超過十倍之多，大約從二百到二十呎燭光。此時視柱細胞更進一步的啟動，而且在色溫四千七百 K 下，看起來會更藍或更冷，然而在三千五百 K 之下看起來則更白。

很重要的一點是，虹膜的大小會有所變化，但實際在視網膜上的影像並不會改變。因此，對於一個既定的影像，例如在閱讀時，等量之視柱與視椎細胞被曝光。

光的數量會激發更大量的視覺，因對較高明亮度的視椎細胞和較低照明的視柱細胞產生影響。

全面性的環境也會影響到你對顏色的認知。舉例來說，如果一道陽光進到房間會跑出一道白熾光，這看起來較藍，是因為激活了更藍的視柱細胞，所以眼睛會調整，以適應較低的光線。

如何建構一個完美的人工光源？

最佳的人工光源為 LED，因為可以被量身訂做，具有最接近標準 D55 的色譜。為求最佳光源效果，應選擇最適合你的光源亮度的色溫指數。

對於室內光源的安排，辦公室可裝設四千七百 K 的燈泡。如果你希望在使用電腦之處使用較低光源，就請考慮使用四千一百 K 或三千五百 K 的燈泡。核心理念是要在所有光源下，讓白看起來更白，這樣你的眼睛才會舒服。

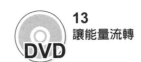

29

眼睛的中式穴道指壓法

　　這個練習有十個步驟，目的是促進眼部和頭部的能量流通。你可能會感覺到某些穴位隱隱作痛，這正表示能量點那兒流轉不順。指壓可以改善以上的情況，作完後你將會感到非常清新和開擴。

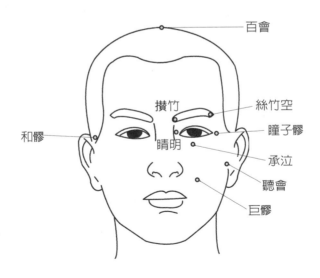

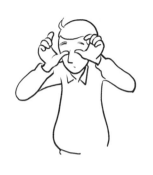

1. 第一個穴位：足太陽膀胱經第二穴位（攢竹），位於鼻根部和眉毛下方，按摩此處可以改善所有眼睛的問題。拇指頂端盡量靠近眼頭，然後向上壓，你會找到一個觸痛點。從右至左逆時鐘按摩三次，清理；然後從左至右，順時鐘按摩，激發能量。你也可以只用按壓，放鬆幾次。

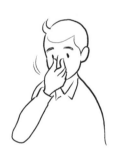

2. 第二個穴位：足太陽膀胱經第一穴位（睛明），位於鼻根兩側，也就是平日眼鏡鼻墊置於鼻樑上之處。用拇指和食指捏住鼻根，從右至左逆時鐘繞三圈，再從左至右順時鐘繞三圈以激發能量。你也可以只用手指按壓和放鬆。

3. 第三個穴位：胃經第三穴位（巨髎），位於與鼻孔同高的

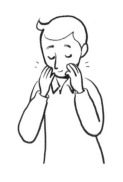

顴骨下方約一根半手指的位置，能改善白內障和眼袋。用三根手指壓在這個位置上，從右至左逆時鐘繞三圈，再從左至右順時鐘繞三圈以激發能量。另一個選項，你也可以只用手指壓放。

4. 第四步，包含眼骨四周的幾個穴位，即膽經第二穴位（聽會）和三焦經（絲竹空）。我們從找到的第一個點開始，沿著眼骨小步小步地向外移動到眼尾。

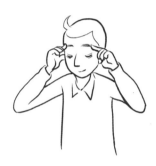

5. 接著是眼睛下方的骨頭。眼頭的第一個穴位在東方醫學稱為「足太陽膀胱經」，而眼球中央正下方位的第一個穴位是胃經第一穴位（承泣），按摩該點可以緩解紅眼症、夜盲、淚流不止和近視等眼部問題。將

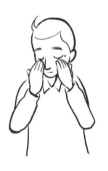

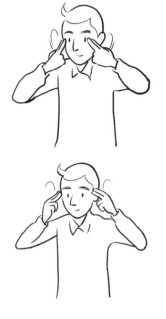

四根手指向下壓，停留在下方眼眶邊緣。有時你會感受到一股清涼滿溢雙眼，這正是能量流轉的象徵。

6.第六步是按摩眼尾膽經第一穴位（瞳子髎）。位於眼尾，從右至左逆時鐘繞三圈，再從左至右順時鐘繞三圈以激發能量。

7.接下來把手指移動到髮際的三焦經的和髎。從右至左逆時鐘按摩三圈，再從左至右順時鐘三圈，以激發能量。

8.稍微向後移動一些，將手指尖沿著耳後垂直向上移動，按摩這條線上的四個穴位，這條線又稱為「膽經」，從右至左逆時鐘按摩三圈，再從左至右順時鐘三圈，以激發能量。

9.這種按摩動作又稱為「猛虎爬

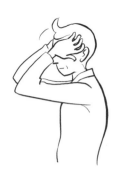

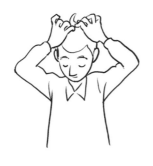

山」。按摩時就像洗頭一樣，不斷張開和合攏手指，從髮際開始向上平穩地移動到頭頂。你可以用指甲來按摩，如果指甲太長，就用指腹。注意一定要多施加一些力量，以讓能量流轉。按摩這裡能觸及頭部兩側十五個以上的穴位。

10.最後一個穴位，位於頭部後方頸部肌肉與頭骨連接之處。你會在頭部兩邊找到凹陷部位，這正是二十個膽經對應的穴位。從右至左逆時鐘按摩三圈，再從左至右順時鐘三圈，以激發能量。

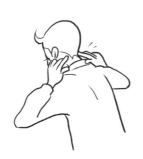

這個練習可以重複很多次，尤其可以在頭腦昏沉時進行按摩。做這些練習可令頭部和眼睛的能量順暢，如你所見，這一個簡單的動作能觸及許多有益的穴位點。任何視力問題，皆可以此練習改善。說不定，這樣按摩還能長出烏溜溜的秀髮呢！

30

讓疲倦的眼睛放鬆

　　有老花的人通常會有的習慣是，經常過度使用眼睛。還好有個簡單的方法可以排除眼肌的疲勞。請準備兩條小毛巾，大小就如同你去中餐廳，飯前、飯後使用的毛巾一般。

1. 將所能承受的熱水淋在一條毛巾上。擰乾後，敷在閉著的眼皮上約十秒鐘。
2. 再拿起另一條毛巾，將它浸在冷水中。其溫度並不需要到冰冷的地步，只要是自來水的溫度就好。將其置於閉著的眼皮上幾秒鐘。
3. 如此反覆三次，熱毛巾的溫度會滲透到眼睛裡，同時也放鬆眼肌。冷毛巾可活化血液循環，並協助排除老廢的血液或眼肌所累積的乳酸。

冷熱毛巾療法不僅操作簡單，還能讓眼睛激活起來。每天做一回，持續個幾天，直到眼睛開始覺得舒服為止。

31

乾眼症是怎麼回事？

　　乾眼症症候群，與長時間處於冷熱中央空調系統的乾燥空氣中有關。眼睛可能會感覺乾澀，有砂礫感甚至異物入侵眼睛感。此一症候群由好幾項徵兆組成，肇因於淚液的質和量未能取得平衡。

　　淚液是透過蒸發和流失的增減形成淚液總量，得以維持眼睛的濕潤度。此外，淚液透過兩種方式來產生，一是以固定的量和正常方式慢慢形成，另一種則是回應當時的刺激或情緒而流淚。

淚液的生理成份

　　每眨一次眼，眼淚就替眼睛洗一次澡，潤滑一次。淚液是從環繞在每隻眼睛的腺體所分泌出來，其成份包含了三層結構：脂質層、水液層、黏液層。脂質層在淚

液的最外層，由瞼板腺所分泌出來。其主要功能是潤滑淚液的表層和減緩淚液的蒸發。有些油漆含有抑制揮發的溶劑，以至於油漆會從底部開始乾燥。眼瞼板也類似如此操作，阻止淚液表面產生泡泡。

在中間的水液層其含水量爲百分之九十八，乃由淚腺所分泌出來。其功能爲清潔角膜，並洗滌入侵的外物或砂礫。

黏液層是由結膜所分泌出來的。讓水液層平均覆蓋在眼睛表層，以協助眼睛保持濕潤。如果沒有黏液，淚液就不會附著在眼睛上。

😊 乾眼症的成因

淚液的分泌量隨年齡遞減。雖然乾眼症在任何年齡，不分男女都可被治癒，但女性較易罹患，尤其是更年期女性。當中最嚴重的原因是超時使用電腦。電腦使用者常常會忘記眨眼，也因此容易染上乾眼症。其他原因則可能是配戴隱形眼鏡，最近則是因爲雷射手術的關係。

各式各樣的處方籤和藥局的成藥，會因降低淚液的產量而引起乾眼症。在下列各種情形下會更嚴重：

- 利尿劑經常使用於高血壓的治療
- 抗組織胺和解除充血劑
- β 阻斷劑
- 安眠藥
- 避孕藥
- 三環抗鬱劑
- 使用於粉刺的異維他命 A 酸
- 鴉片級止痛劑，例如嗎啡

　　雷射手術同時也可能令乾眼症每況愈下。有乾眼症的人比較容易染有眼藥的毒性副作用，包括人工淚液。例如，某些眼藥水裡的防腐劑和人工淚液的調配劑，都會對眼睛有所刺激，因而我們應該設法開發一種不含防腐劑的人工淚液。

乾眼症如何被診斷及治療

　　有好幾種方法可以診斷出你是否患有乾眼症。例如，淚液測試（Schirmer's test）是將試紙放進下眼瞼，以衡量不同情境之下淚液產生的比率。另一個檢測是滴劑（螢光素或玫瑰紅滴劑）診斷，其目的為檢測眼內的緊繃型

態。這可讓視光師得以了解，每一隻眼睛之乾眼症所座落的區塊。

最常見的治療方式為人工淚液，這可到任何藥房購買，無需藥單。如果你每兩小時就需要點一次，不含防腐劑的配方是最佳選項。

😊 一個純天然的選項

有兩種基本型態的必需脂肪酸（簡稱 EFAs）：omega-3 脂肪酸及 omega-6 脂肪酸。一個理想的健康食譜應該含有四份的 omega-6 配上一份的 omega-3。

Omege-6 脂肪酸常可在生堅果類和種子類（和其抽取出來的油脂）、琉璃苣油、月見草油、黃豆油、全穀物和豆莢類中取得。

omega-3 脂肪酸可在深海魚類中取得，例如：鮭魚、鯖魚、沙丁魚以及鯡魚。也可在堅果中、亞麻仁仔和椰子油中取得。

欠缺維生素 A 的人，從眼睛的狀態便可得知。首先是夜盲症，其次是結膜（眼白）乾燥症。維生素 A 可在胡蘿蔔、花椰菜葉、甘藍菜、地瓜以及各種型態的葉菜類取得。

這裡向各位介紹如何額外攝取優質油品，以作為改善乾眼症之方案：每天攝取一萬國際單位（IUs）維他命 A（每日安全攝取量），以確保結膜舒服且濕潤。最方便之每日 omega 油脂需求量的方法是，攝取四小湯匙的堅果油或亞麻仁仔油，兩者皆含有正確比例的兩種不同 omega 油脂。除此之外，每日攝取三粒月見草油膠囊（五百毫克）。

　　請注意，那些油必須是冷壓的。如果加熱了就會產生有害的自由基。堅果可提煉出非常高品質的油，搭配生菜沙拉非常可口。攝取足夠的好油，不僅可改善你的乾眼症，還可以讓你的皮膚細嫩柔潤。

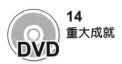

14
重大成就

32

結論

　　希望你能擠出時間好好地練習書上的功法，並盡快恢復重拾裸視閱讀的能力。過去這十八年來，我一直在全世界推廣視力訓練工作坊，這段期間，我不斷看到許許多多的學員降低了他們的眼鏡度數，而且都能夠順利地將老花眼鏡摘下。本書所有的功法都是我苦心研發出來的練習。

　　在傳統的認知下，隨著年齡的增長，戴上老花眼鏡似乎是不可避免的。這是基於荷姆赫茲於十九世紀提出的理論。現代研究採用新的儀器及方法，則發現了不同的見解。然而，大多數的護眼專家仍然主張老花眼只能夠用眼鏡來矯正。

　　如果我們將視力訓練視為眼睛的物理治療，你絕對可以透過視力訓練來鍛鍊眼睛的聚焦能力。聚焦，就像

是其他能力一般，將會對適當的練習產生回應。

在此預祝各位在改善老花練習的過程中，都能百尺竿頭，更進一步，同時也希望你很快就能夠摘掉老花眼鏡，重拾享受裸視閱讀的樂趣。

專有名詞解釋

◆ **20/20 Vision 視力 20/20**

在六公尺遠的距離能夠辨識視力表上高度八點二七毫米的字體。有時可被轉換為小數點來表達，因而一點零的視力就可稱為完美了！也可以用分數來表達，完美的視力就變成 6/6。

◆ **Accommodation 調節，又稱會聚**

眼睛調整聚焦的能力。當此調節技巧正常運作時，眼睛就可以不費吹灰之力地快速聚焦，並持續不斷聚焦，這就如同一架自動聚焦的照相機。

◆ **Amplitude of accommodation, AA 調節幅度**

量測眼睛在近距離能夠清晰聚焦於物件的能力指標。

對孩童而言，調節範圍座落在五到七公分（二到三英吋）。對年輕的成人是十到十二公分（四到六英吋）。對四十五歲的中年人而言，調節範圍約五十公分（二十英吋）。對八十歲的銀髮族則是一百五十公分（六十英吋）。

◆ **Astigmatism 散光**

光波進入眼睛後，並未全然聚焦在同點上（就如同磨損而起毛邊的繩子），這會導致模糊、扭曲的視覺。異常形狀的角膜通常會造成此一情境。

◆ **Auto-refractor 電腦驗光儀**

一部複雜精巧的量測儀器，經常包含有角膜曲率計（量測散光用），以及其他用以量測屈光不正的工具。然而，電腦驗光儀並不能精確量測出配鏡的處方。電腦驗光檢查經常被視光師視為驗光程序的第一步。

◆ **Axis 軸**

這是在處方簽上看到的第三欄位，並可指出散光角度，以便視光師能夠據以矯正散光。

◆ Behavioural optometrist 行為學視光師

亦稱功能視光師或發展視光師。行為視光學在矯正學上有其歷史定位，那就是不以手術來處理斜視之矯正。行為視光學強調預防、矯正、修復和增強。

◆ Bi-focal glasses 雙焦鏡片

這是用以矯正兩個不同距離的視力，由兩種鏡片組合，例如以一片正鏡片來矯正遠視，另以一片負鏡片來矯正近視。

◆ Ciliary muscle 睫狀肌

一組肌肉群和纖維附著於水晶體上，能夠控制水晶體的形狀，並讓它能調節（改變焦距）。

◆ Color Rendering Index 演色性指數

由一到一百級距，說明在特定光源下自然顏色看起來的樣貌。越靠近一百就越鮮明。一般的日光燈其演色性通常為八十三，鹵素燈的演色性則為一百。

◆ Color temperature 色溫

K 值等級是以英國物理學家威廉 · 凱爾文（William Kelvin）而命名，是衡量光源的色調，也就是與光線所產生的溫度有關。較低的色溫經常有較多的紅色／橘色，較高的色溫則顯得較藍。舉例而言，點燃一支火柴的光線約一千七百 K，日光則有五千 K 的色溫。我們對顏色的認知會被周遭照明的強度所影響，眼睛會自動補償，所以在任何等級光源下顏色看起來都一樣。

◆ Cone cells 視椎細胞

在視網膜上對光線非常敏感的細胞。有三種型態的視椎細胞，能啓動紅、綠、藍三種色覺，也就是三原色。視椎細胞集中在黃斑部上一點五毫米的範圍內，在該處視力極爲完美。

◆ Convergence 輻輳

讓雙眼如團隊協同配合的能力，以使雙眼內轉維持靠近時的單一視力。

◆ Cylinder Lens 柱面透鏡

一種光學鏡片，它至少有一面是非球形面，被使用來矯正散光。其典型的數值為 –0.75 到 –1.25。柱面的量測要用負號（–）來表達。

◆ Diopter, D 屈光度

一項衡量鏡片或稜鏡（pd）屈光（光線折射）威力的單位。眼鏡或隱形眼鏡處方度數的量測單位。例如，一個 +0.5D 的鏡片是非常低的度數，然而一個 +4.0D 的鏡片則深到不行。

◆ Dry eyes 乾眼症

一種生理情境，會在淚膜中缺乏油脂。蓋在你眼睛之淚膜的最外層，有一油脂層浮於其表面上方。當油脂層含油量不足時，淚液馬上會乾枯，因而使得眼睛有砂礫感。

◆ Eye-chart 視力表

由荷蘭的眼科醫師赫爾曼·史奈倫（Hermann Snellen）所設計，圖表內有各種不同大小的文字。從六米遠的距離看過去時，正常視力的字體大小為八百二十七毫米。

每一行字體大小的變化代表百分之五的差異。從六米遠的距離看過去時，第二行的字體被認為有百分之百的視敏度。

注意：量測視力時，視力表需座落於五公尺遠以外。若非如此，你就無法量測到非常精確的視力，而且眼鏡度數可能被驗配得過高。

◆ Far point 遠點

這是你能夠看得一清二楚的最遠的位置。遠點的衡量以公分為單位，是用來計算矯正視力時需要多少屈光度的鏡片。

◆ Fusion 融像

來自左右兩眼的影像合成為單一影像。有三種程度的融像：第一級融像是將兩個不同標的物極端地重疊，第二級融像是指平面融像伴隨著長寬高三者之二的二維目標，以及第三級融像是深度知覺（立體感）伴隨著三度空間的目標。

◆ LED Light LED 燈

這是燈具的最新革命，使用二極管放射光源，比任何燈具都要來的省電。LED 燈可用紅色、藍色、綠色來呈現，故可製造出純白色的光源。比起一般的電燈泡，LED 只耗費一成的電力。

◆ Lens 水晶體

座落於虹膜後方的透明碟狀物，可以改變形狀，讓跟眼睛不同距離的物象得以聚焦。

◆ Minus lens 負鏡片

一種凹透鏡，它可以將光線激發聚焦或偏離。這種鏡片在中央較薄，邊邊較厚。這也是許多近視者用來當眼鏡或隱形眼鏡使用。

◆ Multi-focal 多焦

二種以上的鏡片被嵌入成一副眼鏡。最簡單的形式為雙焦，該部分之上端鏡片用以望遠，下部鏡片則用以近處閱讀。鏡片也可以被設計成三種或更多種聚焦點的形式，這常被稱為變焦鏡片。

◆ Near point 近點

這是你能夠看得一清二楚的最近點。以公分為單位的近點數值是用來計算調節力的大小或是聚焦能力。越靠近就越代表有較佳的閱讀能力。

◆ Omega 3/Omega 6

必需脂肪酸為身體所需要,尤其當你有乾眼症時。Omega3 和 6 可以在堅果、種子與魚油中取得。

◆ Palming 掌療

威廉‧貝茲醫師獨見而創獲的掌療法練習,用以放鬆整個視覺系統。摩擦雙手幾秒鐘,然後遮住閉上的眼睛卻不接觸,維持大約一分鐘。

◆ Plus lens 正鏡片

凸透鏡(中厚邊薄)放鬆聚焦並且聚光。最典型的用途為用於眼鏡或隱形眼鏡,尤其對於需要配戴老花或遠視眼鏡的人而言。

◆ Prism 稜鏡

一個楔形鏡片，其中一頭較寬，另一頭較窄。此一塑膠或玻璃製作的鏡片能將光線折射（光線從對面方向進入會直接轉向較厚的一頭）。因為一眼對不準或視野缺陷，稜鏡有時會被加進到鏡片以增進視力。

◆ Progressive lenses 漸進式多焦鏡片

以兩個或三個不同度數的漸進無縫接軌方式融合在一個鏡片內。主要的目標市場對準電腦使用者，因電腦螢幕所在位置的關係，其中距離的使用需求較為繁多。

◆ Retinoscopy 視網膜鏡

此一技術可以確定驗光是否有偏差，並能令驗配鏡片達到最佳的矯正。一台稱為視網膜鏡的儀器，是由燈具、鏡片、鏡子和把手搭配組成，可把光線投射入患者眼中。當光線射入眼睛後，光線會折射回來（反射）。如果折射與視網膜鏡在同一方向（移動），那麼這個折射的偏誤就是老花（也就是某種型態的遠視），此時就應驗配正鏡片。如果折射出現在與視網膜鏡相反的方向（反向移動），那麼這個折射偏誤就是近視，此時就應驗配負

鏡片。

◆ Rod cells 視柱細胞，又稱視桿細胞

感光細胞分布於視網膜上。視柱細胞對光極為敏感，其作用主要是光源較低因而昏暗以及夜視之所需。這些細胞也都對藍光較為敏感，這也就是為何會造成眼睛不舒服的眩光（含有高度藍光）原因。

◆ Tri-focal 三焦鏡片

包含有三種不同度數。典型的作法是最上方的鏡片提供了看遠的聚焦能力，中間區塊提供室內或中距離之聚焦，而第三個部位是滿足閱讀和近距離工作需求。

◆ Zonule fibers 懸纖維

非常微小的纖維，水晶體被懸吊在其中，如同帳篷一般。當睫狀肌收縮時，此一纖維群會將水晶體拉扯得更為纖細，或是更為精巧。

Leo老師視力訓練工作坊證言

視力健康自然療法經驗談

蔡春明　國營事業主管

　　以前我是個深度近視者，左眼 1050 度，右眼 550 度加 250 度散光，無論遠近都只用一隻眼在看，不但容易疲勞，而且常覺不是看得很清楚。九四年初聽朋友去做角膜屈光矯正手術，效果良好，心動之下，三月我亦完成角膜屈光矯正手術，左眼視力變 0.8，右眼 1.0，眼前一片光明，而且脫離三十五年的眼鏡生涯，其內心之雀躍實非言語可形容。

　　惟好景不常，九四年四月間，我發現左眼視力聚焦處有如一元銅板大小之模糊點，對於必須常看文件的我，此打擊非同小可，直覺會不會是手術後遺症。經過向兩

位醫生求證並做眼底攝影，證實是視網膜出問題，與角膜手術無關。視網膜黃斑部（聚光處）下方異常長血管，向上擠壓黃斑部，並有沉積物，使左眼視力聚焦處看東西時會模糊且變形。

醫生說治療須二至三年，自費約三十萬元，且成效有限，如能保持不惡化已屬萬幸，要想恢復原有視力之機會幾近於零。除治療外，醫生亦告訴我吃葉黃素對視網膜有幫助。我心有戚戚焉，除買葉黃素藥丸服用外，真不知該如何是好。

亦師亦友的實踐大學張光正校長得知我為視力問題所苦，至表關切，特別引介我和內人認識健康生機坊的徐恒功先生及丹麥籍 Leo 老師。

Leo 老師一聽我情況即告訴我是黃斑部出問題，且在其所著書中翻出圖示向我解釋，左眼視力聚焦處看東西時會模糊且變形之原委，Leo 老師亦說葉黃素對視網膜的確有幫助，但不是用服藥丸的方式，而是用噴劑噴在舌下，以便迅速吸收。Leo 老師的說明不但重新燃起我一絲希望，且當晚我立即決定參加視力健康自然療法受訓課程。

在此順便一提的是，除上述左眼有問題外，右眼如

欲看近亦有一點老花問題，因當初角膜手術時即已設定，右眼以看遠為主，左眼看近為主，如今左眼無法看近，只能戴老花眼鏡矯正使右眼能看近。

在輕鬆一年之後，我又得過必須與眼鏡朝夕相處的生活，而且又是老花眼鏡，常常得戴上摘下，不勝其煩可想而知。

在兩天的受訓裡，獲得許多視力健康自然療法的方法與觀念。最重要的啓發是視力是可以鍛鍊的，正如肌肉可以鍛鍊一樣。

上完課，我開始使用 New Focus 葉黃素噴劑，前二個月一日四次，進入保養期之後，一日三次。此外，有空時，我便依教材練習，較常使用的是視覺氣療和中央定像（看小字練習），日照、掌療、晃動等亦有機會即練習。

上完課一個月後，在正常情況下，我右眼不用戴眼鏡即可看報紙小字，左眼視力聚焦處看東西時會模糊且變形之情況亦有好轉。這對我而言是多大的激勵，以往那種擔心左眼會逐漸失去視力之隱憂，終於稍可釋懷。

我將視力改善之消息告知當時因愛心引介我見 Leo 老師的張光正校長，張校長在一次餐敘聚會中轉知徐恆

功先生，徐先生鼓勵我將此事見證出來，或許可以幫助其他和我一樣有需要的人。

　　原本我希望等三至六個月待視力改善獲得近一步確認後再議，因目前我尚無法分辨視力改善是因使用 New Focus 葉黃素噴劑的作用，或因做視力健康自然療法練習而有之成效，或兩者綜合之功效，但無論如何，視力獲得改善已是個事實。因此我將此事實寫出來，明年課程開始時，我亦樂意再回到班上與學員面對面經驗分享，畢竟從視茫茫到恢復能見度，是人生中多麼重要的一件事，不是嗎？

散光好了，繼續加強近視的進步

劉咪咪　教育工作者

　　我戴眼鏡三十多年了，原有六、七百度的近視，還有散光。二○○二年八月上完兩天 Leo 老師的視力鍛鍊後，覺得戴眼鏡很累，眼睛酸痛，就去眼鏡行驗光，老闆說如果他不是親自給我驗光，一定不相信我會在這麼短的時間內減少三百度。可是後來再練，眼睛的進步就不明顯了。等 Leo 再來台時，向他請教，然後照著他說

的方法再練。一個多月以後，我又去眼鏡行，這回我的散光都好了，現在我還要繼續練習，希望改善我的遠點視力。

北歐紳士優雅的舉止，就已值回票價

楊宥姍　生機飲食客服專員

在上 Leo 老師的「神奇的眼睛課程」之前，我是一點信心和把握都沒有。我的左眼近視高達 875 度，右眼也有 650 度。我上課純粹是抱著姑且一試的心情，死馬當活馬醫。

一進教室見到 Leo 那種北歐紳士慈祥和藹的神情，優雅的舉止，就已覺得值回票價。當每個人簡短報告自己眼睛的度數時，才知道我還不是最差的。

讓我喜出望外的是，兩天的課程之後，我儘量找時間練習（因為我是個非常忙碌的職業婦女），現在度數已降到左眼 725，右眼 525，分別減少了 150 和 125 度。Leo 上課時曾說，度數越深的眼睛降得越慢。所以我有信心未來仍有很大的進步空間。

從前，由於眼睛不好，整個人都在欠缺安全感之下

生活，連洗澡都不敢摘下眼鏡，只有洗頭時不得不摘。現在就連練習李鳳山大師的平甩功時（雖然動作不小）已能放心大膽摘掉眼鏡，順性而為。

二〇〇六年一月十日真是令人開心的一天，因為我的左眼又降了 25 度，現在只有 700 度了，只要認真努力，你會看到進步的。

夫妻凝視市招，比賽誰看得清楚

姚木森 地檢署榮譽觀護員

幾週前，女兒說有個課程可幫助視力，她同學上過後視力已回復正常，並堅持一定要爸媽去上。起初我們很懷疑，都六、七十歲了，老花散光嚴重，怎能回復正常？但在小女堅持下，我們依指示先到眼科驗光，再以期待的心情去上課。

兩天課後，我們從師大散步回家，沿途不斷凝視市招，比賽誰看得清楚。結果越看越興奮，我們的視力真的變好了。我們又驚又喜，怎會如此神奇？真想回眼科再量一次視力，看看醫生驚訝的表情！

往後的日子我們隨時練習，看電視時只要播廣告，

我們就做掌療。最近散光大幅改善，看電視都不用戴眼鏡。

真的很高興，這錢花的太值得了。以後 Leo 來台時，我們還會去免費覆訓。

我在視力鍛鍊上的經驗分享

張玉梅　保險業者

上過 Leo 老師的課後，我只在接下來的一週內有做繩索練習。之後也只在很累的時候做做頭臉穴道按摩、掌療以及氣療，卻常常是立即消除視力的疲勞，眼睛的乾澀可以立即得到滋潤，氣色變紅潤，神清氣爽外加創意加倍，所以我常常是在一早醒不過來，或者趕公車、等公車時，做做視力鍛鍊。

最令我興奮的是，我不太戴眼鏡了！我是從左右眼550～500度的近視，在三個月內降到400～350度左右。我可以享受模糊不戴眼鏡的日子而不會沒有安全感，這是個重大的突破，因為在二十五年前我第一次戴上 250 度的眼鏡以來，從沒想到過度數可以減輕，而且是不靠藥物、任何手術以及鏡片矯正來達成的。讓我感到很有

幫助的還有能拿下眼鏡逛街、走路、等公車；有時不急還可以不戴眼鏡打電腦。

　　十分謝謝 Leo 老師和徐博士，視力鍛鍊已是我和保戶溝通時必備的話題。

光碟目錄

 影片檔案

對應章節	檔名	播放時間
1	1 重拾裸視閱讀能力	2:58
4	2 視力鍛鍊	1:37
8	3 檢測你的老花閱讀能力	0:51
10	4 搞懂你的驗光單	1:02
16	5 閱讀小字練習	2:30
17	6 使用老花眼鏡之練習	0:53
18	7 不戴眼鏡就像瞎子一樣	1:06
19	8 弱視閱讀	1:58
22	9 雙眼協調	1:43
23	10 繩結練習	0:31
25	11 圓圈練習	1:08
26	12 會聚練習	1:23
29	13 讓能量流轉	2:28
32	14 重大成就	1:13
	15 採訪	9:17

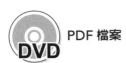 PDF 檔案

對應章節	檔名
16	閱讀小字練習（Reading small print exercise）
18	視力表（Eye chart）
25	圓圈練習（Circle exercise）
26	會聚練習（Convergence exercise）

※請注意，這些檔案只能在 PC及 MAC上使用，
並可在 DVD檔案之下的 PDF資料夾中找到。

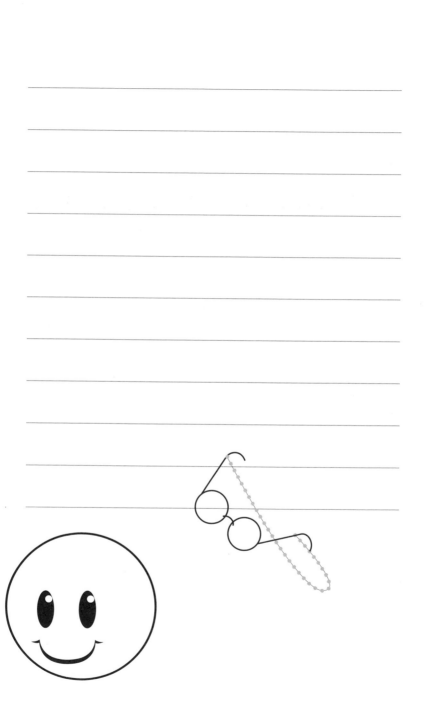

Beautiful Life 54X

實證有效！神奇的老花眼自癒法：
丹麥視力訓練大師獨創的視力自然療法

原著書名／Read Again Without Glasses　　　　譯　　者／徐恒功、張瓊嬪
原出版社／Crown House Publishing　　　　　企劃選書／劉枚瑛
作　　者／力歐‧安加特 Leo Angart　　　　　責任編輯／劉枚瑛

版　　權／黃淑敏、翁靜如、邱珮芸
行銷業務／莊英傑、黃崇華、周佑潔
總 編 輯／何宜珍
總 經 理／彭之琬
事業群總經理／黃淑貞
發 行 人／何飛鵬
法律顧問／元禾法律事務所 王子文律師
出　　版／商周出版
　　　　　台北市104中山區民生東路二段141號9樓
　　　　　電話：(02) 2500-7008　傳眞：(02) 2500-7759
　　　　　E-mail：bwp.service@cite.com.tw
　　　　　Blog：http://bwp25007008.pixnet.net./blog
發　　行／英屬蓋曼群島商家庭傳媒股份有限公司城邦分公司
　　　　　台北市104中山區民生東路二段141號2樓
　　　　　書虫客服專線：(02)2500-7718、(02) 2500-7719
　　　　　服務時間：週一至週五上午09:30-12:00；下午13:30-17:00
　　　　　24小時傳眞專線：(02) 2500-1990；(02) 2500-1991
　　　　　劃撥帳號：19863813　戶名：書虫股份有限公司
　　　　　讀者服務信箱：service@readingclub.com.tw
　　　　　城邦讀書花園：www.cite.com.tw
香港發行所／城邦(香港)出版集團有限公司
　　　　　香港灣仔駱克道193號超商業中心1樓
　　　　　電話：(852) 25086231傳眞：(852) 25789337
　　　　　E-mailL：hkcite@biznetvigator.com
馬新發行所／城邦(馬新)出版集團【Cité (M) Sdn. Bhd】
　　　　　41, Jalan Radin Anum, Bandar Baru Sri Petaling,
　　　　　57000 Kuala Lumpur, Malaysia.
　　　　　電話：(603)90578822　傳眞：(603)90576622
　　　　　E-mail：cite@cite.com.my

美術設計／林家琪
印　　刷／卡樂彩色製版印刷有限公司
經 銷 商／聯合發行股份有限公司　電話：(02)2917-8022　傳眞：(02)2911-0053

■2017年（民106）01月初版
■2020年（民109）01月2版
定價380元
著作權所有，翻印必究
EAN 4717702098988

Printed in Taiwan

城邦讀書花園
www.cite.com.tw

國家圖書館出版品預行編目 (CIP) 資料

實證有效！神奇的老花眼自癒法：丹麥視力訓練
大師獨創的視力自然療法／力歐．安加特 (Leo
Angart) 著；徐恒功、張瓊嬪譯．－ 初版．－
臺北市：商周出版：家庭傳媒城邦分公司發
行，民 106.01　136 面：14.8*21 公分　譯自：
Read again without glasses
ISBN 978-986-477-147-9 (平裝)
1. 老視 2. 保健常識
416.766　　　　　　　　　　　　　105021428

廣	告	回	函
北區郵政管理登記證			
台北廣字第000791號			
郵資已付，免貼郵票			

104台北市民生東路二段 141 號 B1

英屬蓋曼群島商家庭傳媒股份有限公司

城邦分公司

請沿虛線對摺，謝謝！

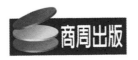

書號：BB7054X　書名：實證有效！神奇的老花眼自癒法：
丹麥視力訓練大師獨創的視力自然療法　編碼：

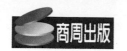

讀者回函卡

謝謝您購買我們出版的書籍！請費心填寫此回函卡，我們將不定期寄上城邦集團最新的出版訊息。

姓名：_____ 性別：□男 □女

生日：西元_____年_____月_____日

地址：_____

聯絡電話：_____ 傳真：_____

E-mail：_____

學歷：□1.小學 □2.國中 □3.高中 □4.大專 □5.研究所以上

職業：□1.學生 □2.軍公教 □3.服務 □4.金融 □5.製造 □6.資訊

□7.傳播 □8.自由業 □9.農漁牧 □10.家管 □11.退休

□12.其他_____

您從何種方式得知本書消息？

□1.書店 □2.網路 □3.報紙 □4.雜誌 □5.廣播 □6.電視

□7.親友推薦 □8.其他_____

您通常以何種方式購書？

□1.書店 □2.網路 □3.傳真訂購 □4.郵局劃撥 □5.其他_____

您喜歡閱讀哪些類別的書籍？

□1.財經商業 □2.自然科學 □3.歷史 □4.法律 □5.文學

□6.休閒旅遊 □7.小說 □8.人物傳記 □9.生活、勵志 □10.其他

對我們的建議：_____

_____

_____

_____

_____

Beautiful Life

Beautiful Life